高齢者のせん妄

安心をとどけるケアと介護の心得

編者 ● 守本とも子　奈良学園大学保健医療学部教授

[著者●協力者]

野中浩幸　藤田保健衛生大学医療科学部教授

酒井千知　中部学院大学看護リハビリテーション学部講師

奥 百合子　城西国際大学看護学部助教

川口ちづる　天理医療大学医療学部講師

大谷須美子　信貴山病院ハートランドしぎさん副看護部長

川田美和　兵庫県立大学看護学部講師

鎗内希美子　以和貴会金岡中央病院 精神科認定看護師

大西　恵　千水会赤穂仁泉病院看護師長

横嶋清美　青渓会駒木野病院精神科認定看護師

山田ゆきこ　春陽会慈恵中央病院看護師

亀山紀代美　春陽会慈恵中央病院看護師

すぴか書房

Japanese Title :Kōrei-sha no Senmō;Anshin wo Todokeru Kea to Kaigo no Kokoroe
(Delirium of Old Age;Nursing Care for the Old Persons to Feel Safe and Relieved)

Edited by Tomoko MORIMOTO

©1st ed. 2014
Spica-shobau Publishing Co.
Rainbow-plaza602,2-6,Honchō,Wakō-shi
Saitama,351-0114,Japan

はじめに

　今日入院してきた礼儀正しい老人が、夜になると目をギラギラさせて廊下や他の人の部屋に入って落ち着きなく動き回ったり、制止しようとしたスタッフに大きな声で怒鳴ったりする場面に遭遇し、困惑した経験をお持ちの方は少なくないと思います。施設で夜勤をすると、廊下や詰所の前には眠れないで落ち着きなく歩き回る人がいて、その対応に頭を悩ませることがよくあります。経験を積んでいる看護師でも「せん妄への対応はむずかしい」というのが正直な気持ちでしょう。実際、現場で働く専門スタッフの方々に聞いても、「せん妄の対応が得意です。まかせてください」という人は少ないようです。

　このような現状に対して、近年、看護や介護の領域では数多くのせん妄に関する研究が行なわれています。せん妄を予防する意識も高まり、理解を深めるとともに、ケアの向上を目指した取り組みも行なわれるようになりました。しかし、せん妄を発症する原因は一様でなく、症状も個々それぞれであり、可能な限りの手を尽くしたとしてもすべての発症を防ぐことは困難です。せん妄については、まず、このような限界を事実として知っておくことも必要だと思います。

　高齢者は身体的にも精神的にも脆弱であり、せん妄を起こしやすいと言われています。また転倒など事故の危険性が高く目が離せないために、詰所の中で、車いすやベッドで過ごす入所者も見られます。これが高齢社会を迎えた日本の施設や病院での現状なのです。このまま高齢化が進めば20年後には高齢者がさらに1千万人増加します。詰所で夜を過ごす人が増えていくことになるのでしょうか。

　せん妄の方を目の前にしたスタッフはどう感じるのでしょう。起こってしまった症状に怯える人、仕事がはかどらずイライラする人、症状に何も有効な手立てを講じることができずに無力感に陥る人…。感じ方は

それぞれでも苦手意識につながっていることは間違いありません。しかし、せん妄は起こってしまったらもうどうしようもないと諦めてしまっているとしたら、ちょっと待ってください。

確かにせん妄は発症すると症状は激しく、すぐに症状を抑えることは困難です。だからといって、どのように関わっても無効で無意味なことなのでしょうか。決してそんなことはありません。せん妄状態は適切なケアによって速やかに脱することが可能になります。せん妄は一過的な症状であり、いずれ経過すると言われてはいても、本人にとっては平安ではなく、訳のわからない不安、怯え、恐怖を伴う辛い状態を過ごしているのですから、起きてしまったせん妄に対して、少しでも早い回復を促すことはとても重要なことです。

せん妄の状態を観察し、せん妄が起こった原因を分析し、個々にあったケアを提供することができれば、せん妄は速やかに回復していくでしょう。この観察力と、ケアの技術を身に付けることで、せん妄に対する無用な苦手意識をなくしていただきたい。そういう願いを込めて本書を編集しました。

本書のテーマは「高齢者の」せん妄です。治療者の視点ではなく生活援助者の視点で、「安心をとどける」ためにどうすべきかを述べました。介護施設などの現場で日々高齢者と接している方々や在宅看護・介護に携わっておられる方々ばかりでなく、家庭で高齢者をお世話されているご家族にもぜひ読んでいただきたいと思います。高齢者のせん妄を理解し、ケアのしかたを「心得」ることが、高齢社会をよりよく生きる私たちの常識になることを願って。

2014年　盛夏

編　者

目　次

はじめに 3

第1章 せん妄とは何か ──────── 11
1 せん妄とはどのような状態？ 11
　　せん妄という"言葉"について ──────── 11
　　症候群──症状であって、疾患ではない ──── 13
　　認知症とは ───────────────── 14
　　せん妄とは ───────────────── 16
　　せん妄と認知症の比較 ────────────── 16
　　せん妄の3類型 ──────────────── 17
　　　1）活動型せん妄 hyperactive delirium　17
　　　2）低活動型せん妄 hypoactive delirium　17
　　　3）混合型せん妄 mixed delirium　18
　　うつ状態 ─────────────────── 18
　　せん妄の診断分類 ─────────────── 20
　　　アメリカ精神医学会の診断分類；DSM-Ⅳ-TR　20
　　　WHO（世界保健機構）の診断分類；ICD-10　21

2 せん妄の発症因子──せん妄はどのようなときに起こるのか ... 22
　　せん妄は誰にでも起こり得る ─────────── 22
　　発症因子の3分類 ────────────────── 23
　　　1）直接原因　24　　2）誘発因子　24　　3）準備因子　25

　まとめ　高齢者はせん妄を起こしやすい。──────── 25

第2章 せん妄に気づく ──────── 27
1 どんな症状がせん妄の始まり？ 27
　　意識のくもり ───────────────── 28
　　見当識や短期記憶の障害 ─────────── 29
　　行動の変化 ───────────────── 29
　　眠れなくなる ───────────────── 30

目次

  症状の変動 ─────────────────── 30
  その他 ──────────────────── 31
 2 せん妄を予測してみましょう ────────── 32
  高齢、難聴、認知症 *32* 梅雨時の体調管理 *33*
  この事例からの学び ────────────── 35
 3 せん妄かどうかを判断するには ────────── 36
  名前を呼んだときの反応 ───────────── 37
  ものを頼んだときの反応 ───────────── 38
  会話の内容──つじつまが合っているか ────── 39
  身なりと姿勢 ──────────────── 40
 4 せん妄を起こすきっかけ ──────────── 41
  誘発因子を取り除きましょう ─────────── 42
  ケアの重要性 ──────────────── 44

第3章 せん妄を起こしやすい状況 ── 45
──こわれやすい心への思いやり

 1 高齢者はなぜせん妄を起こしやすいのか ──── 45
 2 手術後せん妄 ───────────────── 46
  ケース紹介●1 ─────────────── 47
   手術後にお見舞いに行くと *47*
   術後せん妄と知って対応したこと *48* 安心して、落ち着く *50*
  ケース紹介●2 ─────────────── 50
   乳がん手術後のせん妄発症 *50* 身体拘束を解いて見守る *51*
   今になって考えれば──いくつも重なっていた発症の要因 *52*
 3 病気の苦痛 ────────────────── 52
  がんに伴う身体的・精神的苦痛 ──────── 52
  終末期せん妄 ──────────────── 53
  ケース紹介●3 ─────────────── 54
   入院中に認知症が悪化？…せん妄とは知らずに *54*
   認知症の人は苦痛を正しく伝えられないことがある *56*

4　アルコールや薬物 —— 57

薬物治療の副作用 —— 57
アルコール離脱時のせん妄 —— 58
ケース紹介 ● 4 —— 58
「虫が這っている」と必死につかもうとする　58　　離脱症状　59
アルコール離脱時のせん妄への対応　59

5　電解質の異常 —— 61

ケース紹介 ● 5 —— 61
薬物調整　62　　頻繁なトイレ通い　62　　せん妄による異常行動　63
水溶性の下痢—便が出たという認識がなかった　63
下剤中止→便通確認→水分摂取促進→退院へ　64

6　夜間せん妄 —— 65

ケース紹介 ● 6 —— 65
夜間に限局して現われる幻覚・妄想　66　　せん妄の判断　67
せん妄に対する看護師のケア方針　67　　心の叫び　68

7　環境の急変——入退院、引っ越し、旅行 —— 69

ケース紹介 ● 7 —— 69
突然、徘徊が始まる　69　　医師の見立て　70
家族による環境の整えと気づかい　70　　その後の経過　72

第4章　せん妄が起きてしまったら —— 73

1　症状への適切な対応 —— 73

意識障害であることを理解しましょう —— 73
感情を受けとめましょう —— 74
興奮を助長しないようにしましょう —— 75
興奮が収まらないときは —— 76
活動制限は最小限に —— 76

2　安全の確保 —— 77

他者に危害が及ばないようにしましょう —— 77
身体拘束について —— 77

3　人格の尊重 —— 79

4　環境の整え —— 81

安心できる環境 ──────────────── 81
　　安全な環境 ───────────────── 81
　　なじみのある環境 ──────────────── 82
　　自然にふれ、季節を感じる環境 ────────── 83

5　薬物治療について ──────────────── 84

第5章　健康維持と生活行動支援 ─── 87

1　観察の重要性 ──────────────── 87

2　援助の基本姿勢 ──────────────── 88
　　感覚機能の低下に対して ──────────── 88
　　安心を支えるコミュニケーション ───────── 89

3　身体的健康の維持 ──────────────── 89
　　食事の援助 ────────────────── 90
　　　1）水分の不足　90　2）食欲の低下　91
　　排便・排尿の援助 ──────────────── 91
　　　1）便秘　91　2）排尿（失禁）　92
　　睡眠・休息の援助 ──────────────── 92
　　安静と活動のバランス ──────────── 93

4　「できる力」を発揮させる援助 ──────── 94

5　低活動型せん妄を伴う人への援助 ──────── 95

6　意思決定の援助 ──────────────── 96

第6章　せん妄ケアの実際──看護師による事例報告 ─── 99

事例●1　環境の変化（病室移動）によるせん妄 ───── 100
　　ICUでの治療後、個室へ移動したものの落ち着かず、何度も起き上っては「おかしいな」と言ってドアノブを回す。

　　せん妄の発症経過 ──────────────── 100
　　　入院直後　100　ICUで目覚めると　100　ICUでの治療中　101
　　　一般病棟に移って　102
　　看護師の対応と、その後の経過 ──────── 102

睡眠導入剤　103　　よく眠れた翌朝　103
考　察 ─────────────────────── 103

事例● 2　下痢による脱水（電解質バランスの異常）が直接原因と考えられたせん妄 105
うつ病と診断されて入院。夜間決まった時間帯に
様子がおかしくなる。

入院時のセルフケア（看護アセスメント） ──── 105
せん妄を疑わせる症状 ─────────────── 106
症状の回復 ────────────────────── 108
考察──対応のポイント ──────────────── 108
　　1）水分補給の重要性　108　　2）見守り　109

事例● 3　複数の要因が重なり合って発症したせん妄 110
自分の居場所が理解できず、室内を徘徊し、
衣服の着脱を繰り返す。

入院時 4日間続いたせん妄状態 ─────────── 111
　　入院当日の夜　111　　低栄養と脱水による電解質異常　112
発症に関係した要因 ──────────────── 112
看護師の対処 ───────────────────── 112
　　1）安全の確保　112　　2）安心感がもてるようなかかわり　113
　　3）日常生活行動への援助　113　　4）家族の協力　113

事例● 4　疾患（脳梗塞）によるせん妄 114
昼間は自分で起き上がれないのに、真夜中に
ベッド柵を乗り越えてしまう。

入院時のセルフケア（看護アセスメント） ──── 114
睡眠パターンの乱れ──夜間せん妄 ─────── 115
看護師の対応 ───────────────────── 116
　　1）睡眠の確保　116　　2）環境の調整　117

事例● 5　パーキンソン病に伴う認知障害がある人に現われた異常行動 119
明け方にはスイッチが切れたように体が強張り、
動きがなくなる。夜間の行動は覚えていない。

夜になると活発化する行動 ────────────── 120
回復の見込めない認知症？ それともせん妄？ ─── 121

看護師の対応 ———————————————————— 122

事例●6 認知症と誤認されやすいせん妄 ……………123
苦しんでいる本人に向き合い、理解しようとする姿勢から、
ケアとしてやるべきこと、できることが見えてくる。

入院時の所見 ———————————————————— 124
認知症の進行が疑われた ———————————————— 124
身体拘束の解除と看護師のかかわり ———————————— 125
考　察 ——————————————————————— 126
　1）せん妄は認知症の悪化ではない　126
　2）発症因子　126　　3）ケアの力　126

事例●7 強い痛みによるせん妄──入院中の幻覚・妄想体験 ……128
せん妄ケアを見事に実践していたお嫁さん。
否定せず、安心感を与え、現実認知を促す。

発症のきっかけ ——————————————————— 128
　腹膜炎の痛み　128　　手術前、病棟を移動　129
幻覚と妄想 ————————————————————— 129
その後 ——————————————————————— 134
考　察──対応のポイント ——————————————— 134

事例●8 終末期せん妄 …………………………………136
叫びの下にある思いを受けとめる。

疼痛に苦しむ中で ——————————————————— 136
セデーション ————————————————————— 137
考　察 ——————————————————————— 138

第1章

せん妄とは何か

1　せん妄とはどのような状態？

せん妄という"言葉"について

　"せん妄"は特別なものでもなく、誰にも起りうる可能性があります。看護や介護の現場で働いている専門職の人たちや、自宅で老親の介護を懸命に行なっている方々のなかで、せん妄の症状を実際にみて対処に困ったという体験をもっている人は決して少なくないでしょう。また、この症状に直面しているときはよく理解できずに、後になって「あれはせん妄だったのか」という認識をもった方々もきっと多いことでしょう。

　"せん妄"という言葉は医学的な専門用語ですが、近頃は一般的にもよく使われるようになってきたので、ほとんどの方が耳にされていると思います。しかし、それが具体的にどのようなものなのかを説明で

第1章　せん妄とは何か

きる人は、そう多くいません。つまり、わかっているようでも、本当のところはよくわかっていない。

　生半可な知識はいざというとき役に立たなかったり、逆に混乱を招いたりするものです。"せん妄"は医学的裏付けのある専門用語であるということをまずおさえて、その意味を正しく理解することがとても大切です。

　現代社会は情報網が発達して、昔と比べると「知ること」についてはずいぶんと便利になりました。しかし、情報が過剰に氾濫しているとも言え、注意が必要です。まず本章で基礎知識のおさらいをしておきましょう。

●インターネットで検索してみました

　インターネットでせん妄（delirium；デリリウム）を検索してみました。すると、独立行政法人国語研究所「病院の言葉」委員会[1]サイトにヒットしました。そこには次のようなことが書かれていました。

せん妄（もう）

まずこれだけは
話す言葉やふるまいに一時的に混乱が見られる状態

少し詳しく
「病気や入院による環境の変化などで脳がうまく働かなくなり，興奮して，話す言葉やふるまいに一時的に混乱が見られる状態です」
（筆者註：「　」は、説明の仕方の具体例。以下同様）

時間をかけてじっくりと
「病気や入院による環境の変化などで脳がうまく働かなくなり，興奮して，話す言葉やふるまいに一時的に混乱が見られる状態です。人の区別が付かなかったり，ないものが見えたり，ない音が聞こえたりすることがあります。また，ぼんやりしているかと思うと急に感情を高ぶらせることもあります」

こんな誤解がある

12

（1）せん妄の症状そのものを病気だと考える人がいる。「せん妄」は病気の名前ではなく，状態を表わす言葉である。認知症が原因でせん妄の症状が現われている場合，誤解が起きやすいので，混乱を避けるためにも，「せん妄」という言葉は避けた方がよい。
（2）せん妄の症状は長く続くと誤解している人がいる。せん妄は，一時的な症状である。
（3）症状を見て，認知症だと誤解する人がいる。認知症が原因で，せん妄の症状が現われることはあるが，熱や薬が原因のこともある。

言葉遣いのポイント
（1）「せん妄」という言葉は，認知率が24.7％にすぎないので，医療者間のみで使う言葉にとどめたい。患者やその家族には「せん妄」という言葉を使わない方がよい。「一時的な強い寝ぼけのようなもの」と説明している医師もいる。
（2）「せん妄」の症状を詳しく理解してもらう重要性が高い場合など，この言葉をどうしても使う必要が生じたら，漢字で「譫妄」と書いて，次のような解説をするのがよい。
「『譫』は『たわ言やうわ言のように，とりとめもなくしゃべる言葉』のことです。『妄』は『われを忘れたふるまいをする様子』のことです。『譫妄』は『われを忘れて意味不明のことを言い出すこと』を意味します」

と、わかりやすく説明されていました。

症候群──症状であって、疾患ではない

「譫妄」は広辞苑にも掲載されている言葉ですが、医療関係者でも、すらすらと漢字で書ける人は少ないと思います。アメリカ精神医学会の診断基準DSM-Ⅳ-TR[2]の日本語訳でも「せん妄」と仮名まじりの表記が使用されています。

せん妄の症状を目の当たりにすると、一般の人はつい病気だと考えたくなるものですが、これは単独の病名ではありません。いくつかの症状

を伴う症候群★1だと考えられているのです。そして、それは一時的な症状なのであって、そう長くは続かないということが特徴としてあげられます。

　しかしながら、認知症★2の人にせん妄症状がみられることが多いという事実があります。これが"認知症＝せん妄"とよく誤解されるもとになっています。一見、同じように思えるかもしれませんが、けっして認知症だからせん妄なのでも、せん妄だから認知症なのでもありません。そのことをぜひ正しく理解してください。医療従事者でさえ間違えることがあって、一般の人の誤解を助長している例があるのは、とても残念なことです。

　繰り返しますが、「認知症の人はせん妄を起こしやすいというだけで、認知症がせん妄を引き起こすわけではない」のです。せん妄症状は、適切な対応によってすぐに正常に戻ることができますが、認知症が一日にして軽快するということは考えられません。

認知症とは

　ある物事を思ったり、考えたりすることを"思考"と言い、覚えたり

★1　症候群　syndrome
原因が同じものを「疾患（しっかん）」「疾病（しっぺい）」の単位でまとめて「○○病」というのとは別に、原因が違っても症状や徴候が同じようなものを「○○症候群」と呼んでいます。例えば、ウイルスの感染で重症急性呼吸器症候群（SARS）や後天性免疫不全症候群（AIDS）が発症することがわかっていますが、それぞれが「症候群」と呼ばれています。その一方で、原因が不明で単一疾患かどうかもわからないベーチェット病や川崎病は、それぞれが「病」と呼ばれています。

★2　認知症　dementia
認知症は、症状としていわゆる「呆け」が目立つことから長い間「老人性痴呆症」と呼ばれてきました。しかし、痴呆という言葉自体に侮蔑(ぶべつ)的な意味が含まれているということが指摘され、厚生労働省は2004（平成16）年、それが早期発見や早期診断・治療などの取り組みの支障にもなっているという理由で、呼称を認知症に改めるべきであるという報告書を出しました。これをきっかけとして、現在では医学用語としても行政用語としても、そしてマスメディアでも認知症という言葉に統一されています。今では、痴呆という言葉は一般にほとんど使われなくなりました。

する力を"記憶"と言います。これらの能力を医学では"認知能力"と呼んでいます。この認知能力が徐々に低下していく病気が認知症です。

　認知症の原因として考えられているものに、脳に張りめぐらされている血管が、なんらかの原因で詰まったりする脳梗塞や、脳の血管が高血圧症などによって破れて出血した脳内出血があります。どちらも脳自体が直接または間接的に損傷を受けた結果として認知症の発症に至ると考えられます（血管性認知症）。このような原因だけでなく、高齢者には加齢現象ということもあります。

　年齢を重ねるにしたがって脳の一部または全体が委縮し、その結果、脳のはたらきが鈍くなって発症する"アルツハイマー型認知症"が、人口の高齢化とともに増え続けています。この病気は、一般的には65歳以上の高齢者に多いとされています。それ以外に、レビー小体型と呼ばれる認知症もあります。型の違いによって臨床像（症状のあらわれ方や進み方）に違いがみられますが、いずれも認知症という病気です。

　これに対して、健康な人にもみられる記憶力減退は、病気ではなくて老化現象とみなされます。人は誰でも年をとり、老化が始まると物忘れが多くなりますが、過去の体験のすべてを忘れたり、日々の生活に大きな支障をきたすということではありません。「最近物忘れが多くなった」といった自覚はありますし、日常生活を送るうえでの普通の判断が行なえ、習慣的な行動も忘れてはいないので、その人なりの生活が維持できます。認知症の人では、それができなくなっていき、その程度が、加齢による場合に比べると異常なほど激しいのです。新しいことが覚えられず、記憶もだんだん失われていきます。認知症はまさに病的な「呆け」なのです。ですから、これらを混同しないことが大切です。

　認知症が疑われたら、必ず医師の診断を求めるようにしましょう。

　脳の委縮が進行すると治療がとても難しく、残念ながら、現在のところ特効薬はありません。予防につとめることと、早期発見で病気を知ること、そして生活を維持するために、進行をできるだけ遅らせるようなかかわりを工夫する必要があります。

せんもとは

　せん妄は急激に発症するのが特徴です。後述するように、発症にはいくつかの因子が関与していて、それらが重なり合って起こると考えられています。見当識★3の障害、注意力や思考力の低下、言葉が支離滅裂で会話が成り立たなかったり、落ち着いていられない、暴れるなどの行動異常が見られます。せん妄の多くは一時的なもので、数日から数週間で治ると言われていますが、だからといって放置するのは大変危険です。本人に元々ある病気が重篤な時に起こることが多いからです。その病気が改善されないと命を落とす危険さえあります。ですから、せん妄の症状への適切なケアと同時にその病気の治療を行なう必要があります。

　疾患名である"認知症"と、一時的な状態である"せん妄"とを混同しないようにということを強調して述べました。その理由は、対処方法が違うからです。認知症の症状が直接的に命を脅かすことはありませんが、せん妄では急変して死に至ることもあることを考えると、救急的な対応が必要になるのです。

　以下に、せん妄の臨床像を、アルツハイマー型認知症と比較して整理しておきます。

せん妄と認知症の比較

- せん妄は急に症状が現われ、短期間（数時間から数日）で治まる。認知症は発症までには潜在期間（数か月～数年）があり、症状に急変はなく、慢性的に進行する。
- 初発症状（初めて目につく症状）──注意集中困難（1つのことに集中できない）や意識障害（はっきりしない、目覚めていない様子）、

★3　見当識 orientation
いまの自分が置かれている状況を正しくとらえる能力（指南力）のことで、意識、思考力、判断力、記憶力、注意力などが保たれていることが必要です。通常は、人（誰？）、場所（ここはどこ？）、時間（今はいつ？）の見当識に区別されます。見当識が障害されることを「失見当識」と言います。

落ち着きのない動きなどが目立つ。アルツハイマー型認知症では近時記憶障害（昔の記憶ははっきりしているが、昨日今日の事柄をまったく覚えていない）が顕著だが、意識は通常正常である。
- 症状の経過——異常は動揺性で一定でなく、変化が大きい。はっきりしていたかと思うと急にぼんやりするというように、覚醒レベルも変化する。アルツハイマー型認知症は症状が短期間に大きく変化することはなく、多くは年単位で徐々に進行していく。覚醒水準の動揺も見られない。
- 思考内容——豊かではあるが無秩序。ということは、精神活動が活発で、それには意味があるということである。しかし、脈絡は混乱しがちで秩序だった説明ができないので（支離滅裂）、言語的コミュニケーションをとることはむずかしい。アルツハイマー型認知症では精神活動自体の内容が乏しくなっていく。

せん妄の 3 類型

　せん妄と一言で表現されていますが、詳しく観察すると、以下にあげる 3 つの類型[4,5]に分類できると言われています。

1）活動型せん妄　hyperactive delirium

　点滴のライン（管）を引き抜いてみたり、なにやらベッドや布団の周辺をゴソゴソとしたりする行為が見られます。しばしば幻覚・妄想を伴いますが、そうなると、実際には「ない」ものを「ある」と言い、信じ込んでいるので訂正ができません。錯覚（あるものを別のものと見間違える）である場合もあります。その人らしさや穏やかさがなくなって、通常の会話ができなくなり、興奮したり暴れたりすることもあります。

2）低活動型せん妄　hypoactive delirium

　気分が一時的に落ち込んでしまうタイプです。周囲の状況に無関心になり、ぼんやりしたり、傾眠傾向（ウトウトする）になります。そうすると、話しかけても返答がなかったり、会話はしてもおっくう（面倒くさそう）に見えます。目を合わせずに視線を避けるなど、一見すると"う

つ病"(後述)の症状とよく似ています。医師もうつ病や認知症と誤った診断を下す場合が少なくありません。高齢者のせん妄には比較的多くみられますし、代謝性の要因（低酸素脳症など）が関係しているせん妄にもこのタイプが多くみられます。

3) 混合型せん妄 mixed delirium

過活動型と低活動型の2つの特徴が一日の中で混じって存在しているとされるものです。例えば、昼間は低活動型ですが、夜間は過活動型の症状（夜間せん妄）が出て、交互に繰り返しみられたりします。

一般的には不穏（ふおん）[★4]と呼ばれる過活動型せん妄による症状が、介助者の手を焼かせることが多いために問題視されやすいのですが、低活動型せん妄だから安全だとは限らないので注意が必要です。

うつ状態

最近はうつ病の人が多くなってきたという報道があり、うつ病と自殺が社会問題として取り上げられています。気分の落ち込みは誰でも多少はあるものですが、病的な気分の落ち込みはうつ病と双極性障害（躁うつ病）にみられます。

気分がひどく落ち込む、何事に対しても興味が持てない、おっくう、体がだるい等の症状が現われ、食欲がなくなり、眠れなくなります。集中できず、考えがまとまらず、生きていること自体が辛くて、罪悪感にさいなまれます。死への思いが強まり、自殺する危険もあります。

こうした状態は、低活動型せん妄とよく似ていて、区別が必要になります。どちらも活動性が低下し、表情が乏しく、話すことも少なくなり

★4　不穏

不穏（ふおん）という表現は病院や施設でよく使われる言葉です。一般的にはあまり使われないもので、聞きなれない言葉だと思いますが、「おだやかにあらず」という意味です。具体的には落ち着きがなく、とくに夜間に目がギラギラして目線が定まらなくなったり、急に興奮して騒ぎだし、時には暴力を振るったりすることもあります。また、布団に虫が這っていると言って点滴をはずそうとしたりする行為などが代表例です。

表 1-1 ● せん妄・認知症・うつ状態の比較*

	せん妄	認知症	うつ状態
基本症状	意識障害 運動不穏 幻視, 支離滅裂	記憶障害 認知障害	うつ気分 喜び・興味の喪失 睡眠・食欲障害
動揺性	多く大きい 著明	少ない	少ない
日内変化	夕方から夜間	少ない	朝方に強く 夕方軽い
症状の持続	数日間から数週間 多くは一過性	永続的	長期
睡眠覚醒障害	あり	まれ	あり
身体疾患	多い	時にあり	時にあり
薬物作用	しばしばあり	なし	あり
環境の影響	多い	なし	あり
治療の必要性	緊急治療を要する	急を要さない	必要

*和田健:せん妄の臨床;リアルワールド・プラクティス.90, 新興医学出版社, 2012.
および, 宇佐美しおり編:精神科看護の理論と実際;卓越した看護実践をめざして. ヌーベルヒロカワ, 2010. を参考に合成して作成.

日常の生活動作も1人ではできないといった状態になることもあります。うつ病の人に身体的な病気がある場合、それが原因でせん妄を起こすこともあります。しかし、うつ病は比較的長期間の病気ですが、せん妄は短期間で治ることから区別がつきます。また、日内変動（調子の波）にも特徴があって、せん妄は夕方から夜間に起こることが多いのに対して、うつ病では、朝に症状が強まり動けない状態でも、午後から夕方に

かけて気分が軽くなることが多いようです。夕方になってうつ状態が現われた場合は、低活動型のせん妄が疑われます。

表1-1（前頁）は、せん妄、認知症、うつ状態の比較をしたものです。

せん妄の診断分類

医師はせん妄をどのように診断しているのでしょうか。これまで説明してきたような症状をとらえて判断する（伝統的・経験的診断）のとは別に、今日では2つの国際的な診断基準というものが使用されています。

診断のすすめ方の実際となると専門的な話になるので、ここでは立ち入らないことにします。医学ではせん妄をいくつかに分類していますので、それを紹介しておきます。

アメリカ精神医学会の診断分類；DSM-Ⅳ-TR

○○○○○(一般身体疾患名)によるせん妄

身体的な病気が原因と考えられる「環境認識の清明度低下によるせん妄」。意識がはっきりしない、認知の変化（記憶欠損、失見当識、言語の障害など）などの症状が短期間に出現し（通常、数時間から数日）、一日のうちで変動する傾向がある。「一般身体疾患を示唆する身体症状で、それが一般身体疾患、物質の直接的な作用、または他の精神疾患によって完全には説明されないもの」と定義される。

物質中毒せん妄

物質中毒の期間中に出現、あるいは投薬が関連している場合。原因物質…アルコール、アンフェタミン（アンフェタミン様物質）、大麻、コカイン、幻覚剤、吸入剤、アヘン類、フェンシクリジン（フェンシクリジン様物質）、鎮静薬、睡眠薬、抗不安薬、他の（不明の）物質。

物質離脱せん妄

物質中毒からの離脱（物質を断つこと）もせん妄を引き起こす危険が大きい。禁断症状の期間中または直後に出現する、意識の障害や認知の変容。

複数の病因によるせん妄
　病歴、身体診察、臨床検査所見から、2つ以上の病因（1つの身体疾患と物質中毒や投薬の副作用）が考えられるせん妄。

特定不能のせん妄
　特定の病因を確定するに足る根拠がない場合。臨床症状はせん妄であることを示しているが、上記4つの基準のどれも満たさない。例えば、感覚遮断によるもの。

WHO（世界保健機構）の診断分類；ICD-10

　WHOが作成している"ICD-10 精神および行動の障害"[6]による分類もあります。ICDは疾病及び関連保健問題の国際統計分類 International Statistical Classification of Diseases and Related Health Problems の略称です。死因や疾病の統計などに関する情報の国際的な比較や、医療機関における診療記録の管理などに活用されています。

F05　せん妄、アルコールおよび他の精神作用物質によらないもの
　意識、注意、知覚、思考、記憶、精神運動活動、感情、睡眠－覚醒周期の障害が同時に起きる非特異的な症候群。60歳以上が多く、一過性で変動性、4週間以内に回復する。

F05.0　せん妄、認知症に重ならないもの
　認知症に重ならないせん妄

F05.1　せん妄、認知症に重なったもの
　認知症の経過中に出現した場合

F05.8　他のせん妄
　混合性の原因による亜急性錯乱状態、あるいはせん妄

F05.9　せん妄、特定不能のもの

2　せん妄の発症因子
──せん妄はどのようなときに起こるのか

　ここまで、せん妄という言葉の意味と、せん妄の症状からみた3つの分類、それと医師の診断に使われている2つの診断分類を紹介しました。それでは実際に、せん妄はどのような人にどのようなときに起こっているのでしょうか。それをみていくことにしましょう。

せん妄は誰にでも起こり得る

　せん妄は、重症な身体疾患で入院した人や高齢者によくみられます。また、手術後、ICU（Intensive Care Unit；集中治療室）で覚醒した患者にしばしばみられる症状です。これは ICU 症候群 と呼ばれて、看護師にはよく知られています。

　せん妄を起こしやすい疾患としては、以下のように数多くの疾患があげられます。

- 中枢神経系[★5]疾患：交通事故などで受けた頭部外傷（脳挫傷）、てんかん発作や発作後のもうろう状態、脳血管障害（脳梗塞、脳内出血）、神経変性疾患[★6]：HIV 脳症、がんの脳転移など。

★5　中枢神経系

中枢神経とは脳と脊髄のことで、感覚、運動、意思、情緒、反射、呼吸など、体のあらゆるものをコントロールしています。神経組織が集まってできていて、目や耳、手足、体幹、内臓などの末梢神経からの情報を受け取り、判断し、指令を出す重要な役割を担っています。

★6　神経変性疾患 neurodegenerative disease

中枢神経にある神経細胞の中である特定の神経細胞群（認知機能に関係する神経細胞や運動機能に関係する細胞）が徐々に障害を受け脱落してしまう病気です。スムースな運動ができなくなるパーキンソン病やパーキンソン症候群、体のバランスが取りにくくなる脊髄小脳変性症、筋力が低下してしまう筋萎縮性側索硬化症、認知機能が障害されてしまうアルツハイマー病などがあります。

- 代謝性疾患[★7]：糖、ビタミン B1 欠乏症でみられる脚気や神経炎、内分泌疾患、水・電解質平衡障害（低ナトリウム血症、高カルシウム血症）など。
- 心肺疾患[★8]：低血圧、低心拍出量、心筋梗塞、うっ血性心不全、不整脈、ショック、呼吸不全、肺塞栓症など。
- 感染症
- 悪性腫瘍

もちろん、これ以外にも先述した診断分類にあったように、アルコールや覚せい剤、麻薬などの依存・乱用物質が関与したり、医薬品であるベンゾジアゼピン系薬剤や抗コリン薬、抗パーキンソン薬、ステロイドなど多種の薬剤がせん妄を招く危険性を秘めています。こうしてみてくると、ほとんどどんな人にもせん妄は起こり得ると考えられるわけです。そして、高齢者であるということは、発症のリスクがいっそう高まるということなのです。

発症因子の３分類

次に、せん妄を発症させる原因となるものについて、Lipowski[7]という人が３つに分類して説明しているので紹介しておきます。

[★7] **代謝性疾患 metabolic disease**
食事で糖質・脂質・蛋白質・ビタミン・ミネラルを摂取し、これらの栄養素で体を構成して、その一部をエネルギーとして利用することを代謝と呼んでいます。この過程では多くの酵素が仲介しホルモンが調節にかかわっていますが、一連の代謝に異常が起きると多くの病気が引き起こされます。これらを代謝性疾患と呼び、代表的なものには肥満、糖尿病、脂質異常などがあります。

[★8] **心肺疾患 cardio pulmonary disease**
肺と心臓は「心肺」と呼んでセットにして扱われる器官です。肺は心臓が動いていなければ血液中の二酸化炭素を酸素と交換することができないし、心臓も肺で酸素と二酸化炭素が交換されていなければ全身に血液を送る意味がありません。そのため、心臓手術などでは心肺機能を代行する人工心肺装置を使用します。心肺疾患は、心筋梗塞、心室細動、心筋破裂、緊張性気胸、肺塞栓、電解質異常、薬物中毒、溺水、アナフィラキシーショック、高・低体温症など多様です。

1）直接原因

直接原因というのは、脳そのものの機能を低下させ、せん妄症状の直接的な原因となり得るもっとも重要な因子[3]とされています。それには以下の4つがあります。

① 脳の疾患
② 二次的に脳に影響を及ぼす脳以外の身体疾患
③ 薬物や化学物質中毒
④ 常用薬物からの離脱

2）誘発因子

せん妄が発症するきっかけとして作用する因子です。それには次のようなことがあげられます。

心理的ストレス
不安が強いとき。高齢者の場合、例えば、入院や転院などによる環境の変化は不安のもとになります。

睡眠妨害要因
騒音や不適切な照明、痛みが強く眠れない（断眠）など。

過剰刺激あるいは感覚遮断
普段経験したことのない感覚にさらされること。例えば、ICUなどで見慣れない機械に囲まれ、モニター音が耳につき、スタッフの忙しい動きが目に入ること。眼科の手術を受けた後の視覚遮断。

不動化
体が動かないこと。例えば、拘束された状態で自由がきかない状況。また、いわゆる「寝たきり」もそのような状態と考えられます。

実際にこれらがどのように関与して誘発するのかといった発症のメカニズムが解明されているわけではありません。しかし、発症のきっかけとなることは確かですし、せん妄の遷延化（長引くこと）にもかかわっています。

3）準備因子

せん妄が起こりやすい背景や状態を意味する因子です。

高　齢

高齢の線引きは曖昧かつ主観的な評価もあって一様ではありません。定年退職者もしくは老齢年金給付対象以上の人を言うこともあります。WHOの定義では65歳以上ですし、文献によっても「70歳以上」だったり「75歳以上」だったりします。せん妄のリスクということでは、「おおむね75歳以上の高齢者に注意を払うことが望ましい」[9]と考えられています。

脳の神経変性疾患

アルツハイマー型認知症や慢性期の脳血管障害が代表的です。

このような因子をもっている人は、せん妄の発生頻度が高いということがわかっています。

まとめ

以上が、基礎的知識です。少し難しかったかもしれませんが、せん妄は異常な状態ではあっても疾患ではないということ、認知症の症状ととらえるのは間違いであること、誰にでも起こり得るが、発症に関係している因子があり、どんな人にどういうとき起こりやすいかということがわかっている、ということを頭に入れていただければ十分です。そして、次の一言が結論です。

高齢者はせん妄を起こしやすい。

● 文 献

1) 国立国語研究所「病院の言葉」委員会：「病院の言葉」を分かりやすくする提案, http://www.kokken.go.jp/byoin/
2) 高橋三郎, 他編：DSM-Ⅳ-TR精神疾患の分類と診断の手引, 新訂版, 73-76, 医学書院, 2011.

3) 一瀬邦弘, 太田喜久子, 堀川直史監修：せん妄；すぐに見つけて！すぐに対応！, 9, 照林社, 2010.
4) 西村勝治：せん妄の基本, 特集：せん妄予防, 重症化させない看護, 看護技術, 56(8):28-29, 2010.
5) 卯野木　健：せん妄とは何か？, 第1特集：せん妄の今を知る, EB NURSING, 10(4):14-15, 2010.
6) 中根允文, 他訳：ICD-10 精神および行動の障害；DCR 研究用診断基準, 48-49, 医学書院, 2008.
7) Lipowski, ZJ：Delirium;Acute confusional states, Oxford University Press, 1990.
8) 前掲書 3), 11-15.
9) 前掲書 3), 83-86.

第2章

せん妄に気づく

1　どんな症状がせん妄の始まり？

　第1章で説明されているように、せん妄は脳の一時的なはたらきが悪くなることによって起こる症候群です。つじつまの合わないことを言ったり、もの忘れがひどくなったり、話しかけても返事をしないし自分の居場所もわからないなど、混乱した状態です。周囲の人を驚かせる急激な発症（「ここ2～3日で急に呆けた」という表現がよく聞かれる）もあれば、「気がついたら様子がおかしくなっていた」という発症の仕方もあります。重症度も大きな幅がみられます。看護師や施設のスタッフでさえ、注意深く観察していないと、せん妄が始まっていることを見のがしてしまう可能性があります。

　せん妄の症状としては大きく以下の5つがあげられます。

① 　意識のくもり（"ぼーっ"としている）
　　周りへの注意ができず、理解力が落ちる。集中できない。

② 見当識や短期記憶の障害
　　いま何時で、ここがどこなのかわからない（失見当識）。直前のことなのに思い出せない。
③ 行動の変化
　　落ち着きがなくなる。あるいは逆に動くことが少なくなり、反応が遅い。発語が増える、あるいは逆に減る。
④ 眠れなくなる
　　夜間に眠らず、不穏な様子を呈する。その結果、昼間に眠るなど生活リズムが逆転する。
⑤ 症状の変動
　　急激な発症。一日の中でも症状に変化の波があり、変動する。

　このような症状の始まりを正しくキャッチして、せん妄に気づくことが、適切な対処とケアの大前提です。

意識のくもり

　"意識"がはっきりしているというのは、自分と自分を取り囲む環境の状況を正しく認識できている状態のことです。自分の状況や周囲の状況がよくわからなくなっている状態のことを、意識に「くもり」があると表現したわけです。具体的な様子としては、その人本来の活気がなく、表情がうつろに見えます。ぼんやり、"ぼーっ"としている。いつもなら興味を示すようなことに対しても反応を示さない。ちょっとした動作や行動を促しても集中して取り組めなくなります。質問に対して同じ答えを繰り返すというようなこともよく見られます。このように普段と違う様子に気づいたら要注意です。

　外見の様子もちょっと変です。服の着方がだらしなくなったり、不潔を気にとめないなど、ちょっとした変化だと、さして気にもとめずに見過ごされてしまいがちですが、常に一緒にいる家族ならきっと、「何かいつもと違う」と感じられることでしょう。その感覚こそがとても大切なアンテナなのです。それまで自分で行なえていた排泄が失禁している

場合もあります。そうなれば、何か異常が起こっていることは明らかです。

ぼーっとしていたり、元気のない様子は他の原因（体調の不良、食欲の低下、環境の変化、高齢者の場合とくに脱水）も考えられるので即断はできません。まず、体調を把握することが重要です。健康的な環境と体調の管理に気を配りながら、せん妄の症状について注意深く観察しましょう。早期発見によってせん妄の悪化を防ぐことができます。

見当識や短期記憶の障害

ついさっき買い物に行って帰ってきたことや、食事をしたことすら忘れてしまっているなど、体験全体を忘れてしまうことを短期記憶障害と言います。短期記憶障害では言ったことや行動自体を忘れているので、何度も同じことを言ったり、同じ行動を繰り返したりします。これは「確認行為」と呼ばれるものです。また、記憶を尋ねられるとあいまいな返事を返したりしますが、本人は記憶がないために不安を募らせているかもしれません。

見当識（☞16頁脚注★3）の障害は、いま、ここの時間や日付、場所を尋ねてもわからなかったり、あいまいな返事しか返ってこないことで確かめられます。また、身近にあってふだん親しんでいるモノの名前が言えなかったりします。文字を書いてもらうと下手になっていることもあります。これらも、せん妄の症状として要注意です。

行動の変化

いつもなら身の回りのことをてきぱきとしていたのに、今日は動く気力がなさそうだったり、反対に落ち着きがなくそわそわしていたり、不安な様子であるというのも、せん妄の始まりが疑われます。

ちょっとした刺激に対して過敏に反応したり、急に怒りっぽくなったり、攻撃的になったりする場合も要注意です。また、気が散って集中できなくなることや、反応が遅くなる場合があります。動きが多くなる一

方で注意力が散漫になっているということは、思わぬ事故や転倒につながる危険があるので注意して見守る必要があります。

　興奮して話す、それも同じことを何度も話す、あるいは、独り言を言っていることで変化に気づくこともあります。

　その逆で、話をしなくなる人もいます。いずれも、普段とは別人のようで「変だな」と感じるはずです。

　もっと症状が進行すると、幻覚や妄想が現われます。誰もいるはずがないのに「〇〇ちゃんがいる」と話しかける、指を差すなどの行動が見られる場合があります。見えるはずのない小動物が見えると言ったりします。例えば、壁や天井に虫や蛇が這っている、自分の衣服やシーツに虫がいると言って虫をつまんだり剥ぎとったりする行動が見られます。

眠れなくなる

　せん妄の始まりによくあるのが不眠の訴えです。「ここ2〜3日ぐっすりと眠れない」という訴えがあったときは、決して聞き流さないようにしましょう。不眠がせん妄発症の重要な引き金であることは、多くの研究から明らかです。睡眠が確保できるようにケアすることは、せん妄を予防するためにも大変重要です。夜間に眠れないために昼間に眠ることになって、生活リズムが逆転してしまうということが起これば、せん妄は悪化します。

　夜間の不眠や、生活リズムの逆転が続き、さらに進行すると、夜間にみんなが寝静まっているときでも落ち着かず、目をぎらぎらさせて一晩中眠らない場合もあります。いわゆる不穏状態です。こういうときの様子は目の焦点が定まらず、一瞬、別人のように見える場合もあります。

症状の変動

　発症の時期が「〇月〇日を境に変わった」などと明確に特定できることもあります。これもせん妄の大きな特徴です。昨日までてきぱきと何でもこなしていた人が、急に玄関で失禁するということがあると、家族

は驚いてしまい、どう対処していいかわからず混乱したというような話もよく聞きます。

また、せん妄の症状は、一日の中でも変動するのが特徴で、夜と朝ではまったく別人のように違うなど、症状の変化があります。午前中はおとなしく、家族みんなとにこにこ笑って話をしていたのに、夜になると「助けてぇ！」と叫んだり、暴力的になったりするのです。

一日の中での変化では、とくに夕方から夜間にかけて悪化することが多いようですが、一律ではありません。朝は普段通りだったのに昼ごろに変化が見られ、午後になるとまた普段通りにはっきりしてくるといったケースもあります。、急激に発症すること、一日の中でも変動することは、認知症やアルコール障害とせん妄とを見分けることができる大きな特徴です。

その他

高齢者や病気で体が弱っている人は、肺炎などの感染症、環境の変化、脱水症状などが引き金となって、せん妄を起こすことがあるので注意が必要です。とくに高齢者の場合、肺炎や風邪を引いても熱が出ないことがあるので、たいしたことはないと思っていると、せん妄を発症するという例が少なくありません。

年齢を重ねると水分をためておくことができにくくなり、少し水分補給が乱れるだけで細胞の中にある水分量が減り、脱水症状を起こします。トイレが近くなるため、家族から水分をとらないように言われている人や、自分から水分をとらないようにしている人もいますが、それは決して勧められることではありません。生物にとって水は絶対的に必要なものです。

自分の体調不良を上手く言葉に表わせない人においては、行動の様子や表情などをよく観察して、せん妄を起こさないよう予防することが大切です。なかでも水分の補給には十分気を配ってあげてください。

2 せん妄を予測してみましょう

　せん妄が起きるメカニズムはまだはっきりとは解明されていません。脳の中の神経伝達物質や遺伝子が関係しているという報告もありますが、実際は、いくつかの原因が絡まり合って発症に至ると考えられます。例えば、年齢や病気の具合、のんでいる薬、環境の変化などの要因が影響しています。

　体の具合、睡眠、食事、排泄など身体的健康状態や、会話や行動の様子など生活全般を観察して、せん妄を起こすかもしれないと予測できれば、未然にせん妄を予防できる可能性があります。たとえ発症したとしても、落ち着いて適切に対応することで悪化を防ぐことができるでしょう。

　急激な発症に周囲が戸惑い混乱した対応をすることが本人を脅かす環境的要因となって、せん妄を悪化させる場合があるということを、ぜひ知っておいてください。せん妄に対しては安全に経過させることが大事です。そのためには、とくに高齢者の看護（介護、世話）は、安心を届けるケアとして行なわれることがとても重要です。

　具体的な例をとおして、せん妄を起こすかもしれないと予測をしてみましょう。

> Aさん：80歳代前半の女性。軽い難聴と、ごく軽度の認知症がありますが、長男夫婦と暮らしていて、身の回りのことは全部自分でできていました。

　このAさんの生活から考えてみましょう。

高齢、難聴、認知症

　これらはせん妄を起こすきっかけ（発症因子☞第1章-2）の1つにあげられます。難聴や認知症は軽度で普段の生活にそう差しさわりはないとは言え、衰えを感じている本人は不自由感を募らせているかもしれま

せん。この状況で身体的に不快な症状や環境の変化などの刺激が重なると、せん妄を起こす可能性が高まると考えられます。

> 季節は梅雨が明ける頃で、ここ最近じっとりと蒸し暑い日がつづいています。Ａさんは「暑いときこそ栄養のあるものを食べなきゃね」と言っていました。ところが、この日は
> 「今日はなんだかお腹の調子がゆるくて」と言うので、長男のお嫁さんが尋ねると、朝から下痢を繰り返しているようでした。
> 他に異常はないか尋ねたところ、食欲はあるということで、体に触ってみても熱はなさそうです。いつものように身の回りのことは自分で行なえていて、元気そうなので、そのまま様子をみることにしました。
> 翌朝、お嫁さんが調子を尋ねると、夜中に何度もトイレに入ったけれど、今朝からはもう下痢はしていないとのことでした。朝ご飯はお粥にしました。
> その日、Ａさんはいつも通り、日課の洗濯をしたりしていましたが、お嫁さんには、顔の表情に元気がないように思えました。お嫁さんは気になって「どうかしましたか？」と話しかけましたが、Ａさんは「何ともない」と言うだけでした。

梅雨時の体調管理

梅雨時は体調を崩しやすいものです。水分補給や食事の管理に気を配りましょう。梅雨が明ける頃は気温が高く、蒸し暑く、高齢者にとって体温調整が上手くいかない場合があります。暑い時期の下痢は、高齢者や体の弱い人ではとくに、すぐに脱水につながるので注意が必要です。

この日、食欲と発熱についてチェックされていますが、日中も下痢が続いていて脱水になっている可能性があります。そのため、こまめな水分補給が必要です。また、夜中にトイレに起きること、下痢による不快な症状が続いていることによって眠りが妨げられ、睡眠のリズムが崩れている可能性もあります。

お嫁さんはいつもに比べて元気がないと気づいています。周囲の人

の、なんだかいつもと違うという、この気づきがとても大切です。せん妄の早期発見につながることもありますので、本人の話す言葉や行動に変わったところはないか、気にかけながらコミュニケーションを図りましょう。それで何か変だと感じたら、もしかしたらせん妄かな？という予測をはたらかせて、より注意深く見ていくことになります。

> 次の日の朝、Aさんはトイレのドアを何度も開けたり閉めたりしていました。
> 朝食を終えた後に「まだ食べていない」と言います。朝食は今みんなで一緒に食べたことをいくら伝えても、同じ質問を繰り返します。
> 熱を測ってみると37.5度ありました。そして、オシッコを漏らしていました。今まで排尿はすべて自分でできていました。
> お嫁さんは、ここではっきりと異変を認識しました。
> 同じことを何度も言ったり、直前のことを忘れていたりするのは、認知症が急に進んでしまったのかもしれない、「大変なことになった」という思いに襲われました。

直前の体験を忘れる、トイレのドアを何度も開け閉めする、失禁するなどは、意識の「くもり」が起きていて、注意力散漫、短期記憶障害をきたしている可能性があります。発熱もあり、下痢も続いているとすれば、昨日に比べて脱水が進んだことが引き金となってせん妄を引き起こしていると考えられます。

周囲の人たちは、せん妄症状の急激な発現にびっくりされることと思います。しかし、これは「認知症が急に進んだ」わけではありません。認知症は突然悪くなる病気ではないからです。

こういうとき、もっとも大切なのは、「本人がいちばん不安に思っているに違いない」という思いやりです。不安を増幅しないように、周囲の人たちは落ち着いて穏やかに接していきましょう。

その日は近くのお医者さんにかかり、胃腸炎による下痢と、脱水のせ

いであろうと言われました。家へ帰って、昼食には栄養を考え、お腹にやさしいスープを用意しました。その後、水分もとって休みました。午後からは、まだ元気とは言えないけれど、いつものAさんに戻ってきたようです。お嫁さんも安心しました。

しかし、夕方になると、Aさんは「おはよう」と言って起きてきて、そわそわしています。お嫁さんは、まずお水を1杯すすめて、もっとゆっくり休むように、穏やかに接しました。

その次の日の朝、Aさんの熱は下がっていました。ほんの少し"ぼーっ"とした感じがありますが、「よく休めた」と言いました。

それからは、せん妄と思われる症状もなく、だんだんと良くなっていきました。

せん妄は、一日の中でも症状が変動するのが特徴です。この時も午後からは穏やかな様子ですが、夕方になるとそわそわと落ち着きがなくなり、時間の認識もずれています。

せん妄は原因にもよりますが、このケースのように一次的な症状で済み、早期に改善する場合も少なくありません。そのためには、せん妄を起こしている原因を取り除くことが大切です。この事例の場合は、脱水や胃腸炎を改善することと、睡眠のリズムを整えることが大切でした。

この事例からの学び

高齢者はちょっとした身体の水分量の変化に耐えにくく、容易に脱水を起こしてしまう──➤脱水によって体液の電解質バランスが崩れ、下痢や発熱などの不快な症状が出る──➤睡眠のリズムが崩れる、というマイナスの連鎖が生じて、その結果せん妄を引き起こしたと考えられます。

季節は梅雨が明ける頃で、気温は高く蒸し暑いときですから、体温調節が上手くはたらきにくい高齢者や病気がちの人にとっては要注意です。このことは、猛暑日の熱中症に気をつけることも同様です。身体の外に水分が失われてしまうようなことがあれば、すぐに脱水につながる

おそれがあるのです。

　難聴や軽度の認知症があったり、身体能力が衰えていたりする高齢者ではセルフケア能力★1が極端に不足していると考えなくてはなりません。水分補給や、不快な状況を改善するには人の助けが必要です。せん妄症状の始まりは、まさに助けを求めているサインなのです。そのサインをしっかりととらえることが重要です。

3　せん妄かどうかを判断するには

　せん妄を起こすと、その人らしい生活が送れなくなったり、健康が妨げられたりします。また、他の病気も一緒に抱えている場合、病気の回復が遅れ、治療費もかさみ、本人やご家族にとっては精神的にも体力的にも大きな問題となることがあります。

　せん妄が始まってしまうと、まるで別人のようになってしまうので、家族は「治るのだろうか」と、不安になってしまうのも当然です。

　せん妄を体験した本人に聞くと、せん妄のときの様子をまったく覚えていないことが多い（一部の人は覚えている場合もあります）のですが、「変な夢を見た」「とても恐ろしい夢だった」などと、気持ちの面で記憶に残っていることを話してくれます。

　せん妄を起こす原因（直接原因☞第1章-2　せん妄の発症因子）として、

★1　セルフケア能力
　人は呼吸する、食べる、排泄するなどの体の機能をはたらかせて生命を維持しています。また、さまざまな行動を意図し実行することによって生活を営んでいます。すなわち、私たちは生命と生活を維持する能力を自ら備えていて、それを発揮することによって「生きている」のです。そのように、自分に必要なことを自分で行なうことが「セルフケア」であり、人の助けがなくとも自分で行なうことのできる力が「セルフケア能力」です。看護界でよく知られている"セルフケア理論"では、病人や障害者を、セルフケアが不可能あるいは不足した状態にあるととらえ、看護の目的は疾病の「治療」ではなく、セルフケアを遂行できない患者を助けることであると考えます。セルフケアの状態を的確にとらえて、その不足を補うために看護計画を立てます。また、本人のセルフケア能力の向上を図ることも看護の重要な視点です。

肺炎や尿路感染症などの病気から発症する場合や、骨折などの強い痛み、安静を強いられる状況、高熱などがあげられます。病院で治療を受けている場合だけでなく、自宅でもこれらが原因となってせん妄を引き起こすことがあるので、家族や介護者の「いつもと何か違う」という直感をせん妄の予防と早期発見に活かしていただきたいと思います。

では、せん妄が起こっているということを、どのように判断していくのでしょうか。せん妄の判断は医療の専門家にとっても難しいことがあります。その理由は、せん妄は

- おとなしい場合から、激しく暴れる場合まで、現われ方はさまざまである。
- 急激に起こり、一日の中でも変化が激しい。
- 起こってから治るまでの期間や様子も一定でなく、原因もさまざまな要因が考えられる。
- かかわり方によっても症状が変わったり、変動が大きい。

ことがあげられます。

医療の専門家たちは、せん妄かどうかを判断するものさしを使って一日に何度か客観的な観察を行なうことで現在の様子（認知機能、注意力、記憶力、睡眠、行動の異常など）を把握して、せん妄の危険度を予測します。ここでは専門的な話には立ち入らないで、家族が自宅で観察する際のポイントを紹介します。

名前を呼んだときの反応

☝ 名前を呼んだり、身体に触れたとき、自然でその人にふさわしい反応がすぐにありますか？　例えば、顔をこちらに向けたり、目を合わせてうなずいたりしますか？

その人らしい自然な反応があり、いつも通りに自分や周囲に対し注意を払うことができているなら、意識は正常（しっかりと目覚めている状態）です。

- 名前を呼んだり身体に触れたとき、反応が鈍かったり、反応はするもののすぐに眠ってしまいますか？
- 名前を呼んだり身体に触れたとき、過敏な反応をしたり、攻撃的な反応をしますか？
- 名前を呼んだときの反応が鈍く、何度も呼んだり身体を触って刺激しないと目を開けないですか？

このような状態は、意識の「くもり」が起きていて、自分や周囲への注意がはたらかず、状況が理解できていない可能性があります。

名前を呼ぶ以外の他の様子もみていきましょう。

ものを頼んだときの反応

☞「そこにあるお箸をとってくれる？」と頼んだときの反応はどうでしょう？　すぐに自然にうなずく反応がありますか？　頼まれたお箸を探して、手にとって頼んだ人に差し出すことができますか？

それができるようなら、意識は正常で、普通に状況を理解できていると考えられます。

- 「そこにあるお箸をとってくれる？」と頼んだとき、反応が鈍く、応じたとしても、動作がとても遅く、ゆるやかですか？
- 誰かがお箸の場所を探してあげ、手にとるのを助けてあげるとその動作ができますか？　そうしてあげても、ぼんやりしていて反応がないですか？　あるいは、拒否的だったり、怒りや攻撃的な反応が返ってきたりしますか？

この場合は、指示を受けてもその内容が理解できない、また、集中して物事に取り組めないということですので、脳のはたらきが弱くなっていることが考えられます。このような状態ですと、例えば排泄するタイ

ミングや場所がわからずに失禁してしまったり、自分で食事をとらなくなったりなど、生活のすべてに影響が出てくる可能性が高くなります。

　反応がないかと思えば、急に怒りだし攻撃的に向かってくるなど変化が激しいと、対応に戸惑うこともあると思います。肝心なのは、対応する側がそれに合わせて混乱しないことです。落ち着いて穏やかに接してください。そして、変化が激しいということは、転倒や転落、事故などにつながる危険があるので、注意が必要です。

会話の内容 ── つじつまが合っているか

☞ 会話の中で、日付、時間、場所、人や物の名前が出てきたとき、それらは適切な内容ですか？　つじつまが合っていますか？

そうであれば、見当識（☞ 16 頁脚注★3）や記憶は普通に保たれています。

- 会話や質問への返事はだいたい合っているが、同じ質問や会話の繰り返しが多いですか？

この場合、普段の様子とどう違っているのか、見分けるのはむずかしいかもしれません。ちょっとでも、いつもに比べて、くどくどと同じことばかり尋ねてくると思われたら、少し注意してその他の様子も観察していきましょう。

- 自分のこと、家族のことはわかっているけれど、時間と場所の内容はつじつまが合っていなかったりすることがありますか？
- 周りの人には見えないものを、あたかも今そこにあるかのように「見える」と言ったりしますか？

　つじつまの合わない会話をしたり、周りの人には見えないものを、あたかも今そこにあるかのように「見える」と言ったりすることで、いつもと違う、はっきりと「おかしい」と気づかれることが多いようです。さらにせん妄が進むと、親しい人や家族の名前もわからなくなります。

刺激に対してほとんど反応を示さなくなることもあります。こうした症状が一日の中でもかなり急激に変動します。

こうなると、家庭内での対応は難しく、医師に診てもらい専門的な治療に委ねる必要があります。家族としては、予測もつかないような行動によって事故が起こらないように気をつけることが大事です。それにはまず、安全な環境を整えることです。

本人にとって穏やかに過ごせる環境が回復につながります。声のかけ方も荒々しくならないように。たとえ励ましのつもりでも、大声を上げることは良くありません。せん妄状態にある人は、心がとても弱く、脆くなっていて、意味を理解するより先に、刺激におびえてしまうからです。周囲の人たちは温かい支援者であることが伝わることが重要です。

身なりと姿勢

☞ 服の着方や姿勢、髪型はどうでしょう。その人らしく整っていますか？

その人らしく身なりが整っていて乱れた様子がなければ、意識はしっかりと保たれていることがわかります。

- 服の着方がだらしなくはありませんか？
- 不潔になっていませんか？
- きちんとした姿勢が保てなくなってはいませんか？

意識にくもりが出てくると、自分のことや周囲への気づかいがおろそかになり、身なりを整えることや、清潔であることへの注意や集中がなくなると考えられます。

また、せん妄が進むと姿勢を保つのもむずかしくなります。立ち上がることもできなくなることがあります。そうなると、介助するのはとても大変です。しかし、本人はそれ以上に、思うようにならない自分の状態に危機感を募らせているはずです。そう考えると、無理に立たせようとしたりしないことです。安全第一に見守りましょう。

以上、観察のポイント述べてきましたが、これらは絶対的なものではありませんし、実際の様子をあてはめて考えてみると、判断に迷うケースも多くあると思います。「普段と違う」「何か変だ」と思われたら、家族やお世話する人だけで抱え込まずに、かかりつけの医療機関に早めに相談することをお勧めします。

●予防的なケア、悪化させないケア

　せん妄が発症する原因は一律でなく、起こさないための確かな予防策はありません。しかし、起こってしまったせん妄に早く気づくことはできます。また、サインを察知し、せん妄を予測して適切なケアを行なうことで未然に防ぐことも可能です。起きないことを保証することはできませんが、予防的なケアは決して無駄ではありません。防ぎきれない要因により起きてしまったとしても、悪化させないようなケアをしていくことが、本人にとっても家族にとってもいちばん大切なことです。

●ありのままに伝える

　かかりつけの医療機関に相談される場合には、いつからどんな症状があったのか、本人の言動、行動をありのままに伝えるようにしましょう。それは、普段、もっとも身近に接している家族だからこそできることです。そして、専門家にとっても、もっとも重要な情報です。

4　せん妄を起こすきっかけ

　せん妄が起こる発生のメカニズムが解明されていないことはすでに述べました。しかし、どういう人に、また、どういうときにせん妄が起きやすいのか、つまり原因となるものについてはいろいろとわかってきています。それを知っていると、せん妄を予測することや早期発見に活かすことができます。第1章の繰り返しになりますが、もう一度確認して

おきましょう。

　せん妄の原因については、直接原因（脳の働きを低下させる原因）、誘発因子（せん妄を起こすきっかけ）、準備因子（せん妄が起きやすい体質や状況）の3つに分けられます（☞第1章-2 せん妄の発症因子）。

　そのうち、直接原因と準備因子は、その人の現在の身体的な状態（例えば、85歳の高齢、糖尿病、軽度のアルツハイマー型認知症あり）としてとらえられるもので、家族や介護にあたる者にとっては、正しく受け止めるしかない条件と言えます。そうした条件の下でもできるだけ健康な生活を送れるように、毎日のお世話をされていることでしょう。

　直接原因や準備因子を介護者や家族の力で変えることや除去することはできない、あるいはとても難しいことです。それに対して、誘発因子というのは、家族のような身近に接している人が気を配り、環境の改善を図ることでコントロールが可能です。ケアが足りなかったり、健康管理がうまくいっていなかったりすると、せん妄のリスクが高まると考えられます。

誘発因子を取り除きましょう

　誘発因子は、その人の内にそなわる原因ではなく、せん妄が起きる可能性を強める外的環境条件としてとらえられます。それには必ず状況的な意味があります。言いかえれば、誘発因子とは、その人に不安や脅威を感じさせる状況のことです（表2-1）。

　周囲の者が誘発因子について理解して、環境的な問題に気づくことができれば、その状況の改善は可能です。せん妄を誘発した環境が変わらないと、せん妄の症状をさらに悪化させたり長引かせたりすることになります。

　誘発因子はせん妄予防および悪化防止のケアのポイントです。せん妄を誘発するメカニズムは明らかではなくても、誘発因子が取り除かれた安全・安心・安楽な環境下ではせん妄が起きる確率が低いことは確かめ

表 2-1 ●せん妄の誘発因子の例

誘発因子（状況）	その原因、あるいは、その様子
心理的ストレス	うつ状態、 喪失感、欲求不満、 不快な身体症状、セルフケア困難
睡眠妨害	寝ついてすぐに何かの刺激で起こされた よく寝られたという実感がない すっきりと目覚められない 昼間に眠り、夜に寝つけない
感覚遮断、過剰刺激	暗闇、明るすぎ、騒音 老眼や白内障などで文字が読めない 難聴によって人の話が聞き取れない
環境の変化	入院、退院、旅行 いつもと違う部屋で寝泊まりする 慣れない人たちと過ごす
不動化	身体拘束、運動不能 寝たきり 治療のために安静を強いられる

られています。

準備因子や直接原因が存在してせん妄が起こりやすい状態であったとしても、発症のきっかけ（誘発因子）を与えなければ、発症に至らずに済む可能性があります。

ケアの重要性

　ここまでの説明で、誘発因子を取り除くケアの重要性を理解していただけたと思います。表2-1をご覧ください。本人にとって安全・安楽とは言えない状況ばかりです。これらはとくに高齢者に起こりやすいということを知り、周囲の者が気づかってあげることで、せん妄の多くは防ぐことができます。具体的に安楽な環境を整えることが大切です。それには、治療というよりはケアの目と手が必要とされているということを理解していただきたいと思います。

第3章

せん妄を起こしやすい状況
―― こわれやすい心への思いやり

1　高齢者はなぜせん妄を起こしやすいのか

　老化は身体機能の低下だけでなく、精神活動や社会活動の低下をもたらします。このような現象はつまり、人生の衰退期を意味します。例えば、加齢によって循環・呼吸機能が低下すれば、若い頃のように活き活きと生産的な活動を行なうことは不可能となってくるでしょう。また、筋力や運動器機能の低下により危機回避能力も衰えるので、事あるごとに"老い"の自覚を迫られます。研究によると、視力や聴力の機能低下は高齢者を孤独に追いやり、鬱（うつ）との関係が深いこともわかっています。さらに、社会的な活動面では、定年などにより職業から離れ仕事にも縁遠くなり、家族の中での役割機能も変わると、自分が無用な人になってしまったという意識を高めることにもなるでしょう。

　このようにして、高齢者は次第に"弱い自分"を認識するようになり、

"生きる力"に対して自信を持てなくなっていきます。生物に寿命があるということは避けられない事実です。個人差はあっても老化は誰にでも起き、進行性です。必然的に心も衰えます。高齢者の心は壊れやすく、とても脆くなっているのです。ですから、高齢者に対しては身体的な援助とともに心のケアが重要な課題となります。

　以上のことはとりもなおさず、高齢であること自体がせん妄の準備因子とされる理由です。さらに、高齢者はせん妄の直接原因となる身体的病気を抱えている人が多いことも考えなくてはなりません。がんや脳梗塞などは不可逆的な病態的変化であり、治療後も元通りに戻ることはありません。健康な生活を維持するためには、身近な家族や看護・介護者の手助けが必要です。

　ケアが行き届き、誘発因子が除去されたならば、せん妄を起こさないで済む可能性は高まります。たとえ発症を防げなかったとしても、高齢者の弱い心を思いやり、彼を脅かしている状況をわかってあげて、身体的なケアとともに不安や恐怖を軽減することで無事経過させることができます。高齢者ケアに携わる人にとって、せん妄の知識は必須だと言えます。以下にあげるのは、特にせん妄を起こしやすい状況です。

2　手術後せん妄

　手術後は、せん妄を起こしやすい状況として知られています。特に、高齢者においては注意が必要です。

　病名や予後の予測を医師から告知され、手術を受けるまではあわただしい検査の連続で、本人の気持ちが病状や手術という事態を受け入れることができないまま手術当日を迎えることもあります。そして、手術を終えて麻酔から目覚めると、医療機器に囲まれカテーテルにつながれ、体の動きが制限された環境になっています。事前にこれらの説明を受けていても、手術後の活動制限や入院環境の変化は想像を超えたものかもしれません。その結果、現状を受け入れることができずに不安や恐怖を感じることが、せん妄の発症につながると考えられます。また、手術後

の痛みや呼吸困難による低酸素などの身体的な苦痛も、直接原因としてはたらきます。その上、強いられた安静やカテーテルやチューブにつながれているなど、活動制限が加わればなおさらせん妄を起こしやすい状況であると言えます。

病院の看護師は、手術後の患者のせん妄をしばしば経験します。重い手術後の患者が入る集中治療室（ICU）で起こることが多く、ICU症候群と呼ばれる異常としてよく知られています。

予防的なケアや発症後の有効なケアについても、たくさん研究されています。術後せん妄は術後1日～数日後の夜間に発症することが多いとされています。環境に適応しにくい高齢者の特徴（準備因子）に、術当日の不眠が直接的な原因となってせん妄を引き起こすということがわかっています。翌日には安静が解除され、カテーテル類も抜去されることを考慮すると、術当日の夜間にしっかりと睡眠がとれるように援助することが大切です。術前の睡眠状況をよく把握し、必要時、睡眠薬の服用を勧めることもあります。

また、いつものその人らしくない雰囲気や態度、険しい表情など、ちょっとした変化も見のがさない観察が必要です。少しでも兆候をキャッチしたら、専門医の診察を受けるようにします。

ケース紹介 ❶

恵子さんと夫の正男さんは、ともに70歳代の夫婦で果物屋を営んでいます。
今回、夫の正男さんが、閉塞性動脈硬化症という病気で、動脈の人工血管置換術という手術を受けました。手術は無事に成功しましたが、手術当日の夜間から激しい痛みがあり、鎮痛剤や催眠剤、血圧降下剤などの薬が処方されています。

手術後にお見舞いに行くと

恵子さんは、面会の許可が出てから、毎日面会に行っています。術後2日目に面会に行った際、正男さんの様子がおかしいことに気づき

ました。なんだか目つきが変わり、訳のわからないことを一方的に話しはじめたり、突然、怒鳴ったり、そうかと思うと急に穏やかになったりするのです。まるで人が変わったようで対応に困りましたが、大きな手術をしたのでストレスも大きく、不安定になっているのだろうと思っていました。

　術後3日目、「今日は組合の会合があるから、タクシーを呼んでくれ」と言いだし、術後管理のために身体のあちこちに挿入されているチューブ類を引き抜こうとして大変でした。止めると余計に怒りだす始末で、結局、看護師に対応してもらいました。

　どうも、病院にいることや手術をしたことがよくわかっていないようです。それに、毎月の会合は第2水曜日と決まっているのに、今日は全然違う日なので、日付もわかっていないようです。

◆思わず言ってしまった一言

　そんな正男さんの様子が不安で、恵子さんは思わず「なに言ってるの。あんた、呆けたんじゃないの？」と言ってしまいました。

　正男さんは激怒しました。その後から、看護師さんたちが廊下で話している声が聞こえると「俺のことをボケ老人だと噂している」と言ったり、「天井から『ボケ老人、ボケ老人』と聞こえてくる」と言いだしました。恵子さんはほとほと困り果て、また自分の対応も悪かったと反省し、主治医に相談しました。

術後せん妄と知って対応したこと

　主治医から、正男さんに起こっているのは「術後せん妄」という状態で、大きな手術後、高齢者に起こりやすいこと、手術に伴うさまざまなストレスや術中の麻酔薬、その後の鎮痛剤の使用などが影響していると考えられるという説明を受けました。そして、一時的なもので必ず回復すること、薬物療法も検討中であると聞いて、恵子さんは少し安心しました。

　周囲の見守る対応も大切であると助言を受けたことを参考に、恵子さんは、以下のような対応をしました。

① 文字が大きくて見やすいカレンダーと時計を置く

　現実認識を高めるために、正男さんが日付や時間を確認しやすいよう、できるだけ文字の大きなカレンダーと時計を持って来ました。そして、時々一緒に確認しました。正男さんのプライドを傷つけないよう、わざとらしくなく、日常会話の中でさりげなく行ないました。何か予定があるときには、正男さんの見える位置に、大きな文字でその日のスケジュールを書いておきました。

② 会話の際には、はっきりした声で簡潔に話す

　ひそひそ話ととられると、正男さんの不安を高めます。また、説明がくどかったりすると、混乱して感情を高ぶらせるようです。医師からは、それらの刺激が妄想や幻覚につながることがあると聞きました。そのため恵子さんは、会話の際はできるだけ大きな声で簡潔に話すようにしました。また、話し方は穏やかに落ち着いた声で、安心感を与えるように気をつけました。

③ 本人の言うことを否定しない

　幻覚や妄想と思われることを話しはじめても無下に否定しないようにしました。否定されると本人は混乱して、不安になるからです。話をよく聞いてあげ、自分が付き添っているので安心するようにと声をかけるようにしました。例えば、「組合の人が面会に来ている」と正男さんがベッドから起き上がろうとしたとき、恵子さんは「組合の人にはお部屋を教えてあるので、面会に来たらここまで来てくれますよ」と伝え、「ここで待ちましょう」と話しかけました。それで正男さんは納得した様子で落ち着かれました。

④ なじみのある環境づくり──音楽、使い慣れた枕、家族の写真

　本人になじみのあるものは安心感を与えてストレスを軽減するとのことでしたので、正男さんが自宅でよく聴いていた音楽CDを持ってきて聴けるようにしたり、自宅で使用していた枕を病院でも使わせてもらうようにしました。枕元には家族の写真を飾りました。恵子さんはできるだけ面会に来るようにしました。恵子さんが付き添っていることで、正男さんが目を覚ましたとき、自分が知ら

ないところに寝かされているような不安感に襲われることもなくなるでしょう。

⑤　看護師は、チューブ類を束ねて患者の目に触れないようにした
　　正男さんは、チューブ類が目につくと引き抜こうとする行為が見られました。恵子さんは、チューブ類を引き抜くことで身体状態が悪化するのではないかと心配になり、看護師に手を動かせないようにしてもらおうかとも思いました。しかし、看護師は、拘束されることは正男さんのストレスを高めるので望ましくないと説明し、代わりの対策としてチューブ類を束ねて正男さんの目に触れないように工夫してくれました。正男さんにしてみれば、見慣れないチューブが目につくことが気になって仕方がなかったのでしょう。

安心して、落ち着く

　恵子さんは、まずストレスとなる刺激を除去するという考え方の基本を教えてもらったように思いました。
　恵子さんが手を握ったり、楽になるように足をさすってあげているときは、正男さんも安心して身を委ねているようでした。そうして次第に落ち着いて、結果的には、約10日でせん妄は消失しました。

ケース紹介 ❷

　統合失調症と診断を受け精神科療養病棟に長期入院をしている太田さん（75歳、女性）。精神状態は慢性期の経過をたどり、入院時のような妄想や幻聴を訴えることはありません。状態は安定していて、いつも看護師に「ありがとうね」などと、ねぎらいや気をつかうような言葉をかけてくれていました。

乳がん手術後のせん妄発症

　ある日の入浴時、右乳房にしこりがあることを発見し、検査目的で乳腺外来と精神科を併設しているA総合病院を受診しました。数日にわたって検査が行なわれ、検査の結果"乳がん"と診断され、告知さ

れました。告知後しばらくは乳がんであることを受け止めることができず、いったんは外科的治療を拒否されましたが、キーパーソンである妹の説得で手術を承諾し、手術前日に転院となりました。

　数日後に右乳房切除術が行なわれ、A総合病院の精神科病棟で術後の様子観察をすることになりました。当初、術後の経過を見ながら3週間〜1か月ほどの転院を予定していましたが、2週間経過した頃にA病院から連絡がありました。

　全身麻酔から覚醒後、酸素マスク、点滴のカテーテルやチューブ類など装着されているものをすべて取り去ってしまい（自己抜去）、「虫がベッドに這っている」と突然奇声を上げるなどの異常な言動が出現しているということでした。

　術後せん妄と考えられました。安全のための身体拘束が開始されてしまいましたが、身体面の経過は順調で、装着されていたチューブ類は次々にはずされていきました。それでも精神状態は少しも落ち着かず、「虫が這っている」という訴えが続き、看護師に向かって「虫が這っているって言っているのに。いつもあなたたちは無視している。このろくでなし！」と怒りを爆発させることもあったそうです。

　不安定な状態が続くことに手を焼いたA病院では、術後のフォローは通院でも可能なので、当院への早期転院を打診してきたのでした。その翌日、太田さんは再び当院の以前いた病棟に入院（医療保護入院）となりました。

身体拘束を解いて見守る

　太田さんはいままで聞いたこともない奇声を発していました。「虫がここに這っています。ベッドを換えてください」という訴えもありました。看護師は様子観察を優先して、個室への隔離や身体拘束・行動制限を行なわずに安全に気をつけながら見守りました。

　数日経過したころより、以前の大田さんの表情が見られるようになり、「虫が這っています」という訴えもなくなりました。しばらくたってから、落ちつきを取り戻した太田さんに手術後の話をすると、まっ

たく覚えていませんでした。

今になって考えれば――いくつも重なっていた発症の要因

　太田さんがせん妄になった直接的な原因は、乳がんを発症したこと、70歳をこえてからの全身麻酔による手術が考えられます。また、高齢であることは情報処理能力の低下とともに、変化する状況認知が困難になりやすいことで、不安感や孤独感を感じ、精神的ストレスが高まりやすいので、せん妄の準備因子とされています。その上、乳がんの告知は"死"を直接連想させる大きなストレス要因だったと思われます。

　乳房切除という、女性としての身体損失に対するストレスを抱えながら、慣れ親しんだ精神科病院の生活の場から、手術のための転院とはいえ、ほぼ強制的に移らなければならなかったのでした。太田さんは急激な生活環境の変化と、手術という恐怖を伴う大きな体験を短期間のうちに受け止めなければならず、何がなんだかわからず、混乱されていたのだと思います。

　妹の説得で手術は承諾したものの、本当の気持ちは葛藤したままだったのかもしれません。そうして、想像がつかないくらいの不安が覆いかぶさっていた・・・今になって考えれば、太田さんにはせん妄を引き起こす可能性のある要因がいくつも重なっていたことがわかります。

3　病気の苦痛

がんに伴う身体的・精神的苦痛

　がん性の痛みや呼吸困難などの身体的な苦痛がある場合、また、病状や予後を受け入れる過程でもせん妄が起こることがあります。麻薬系鎮痛剤（オピオイド）の投与による副作用が原因となっている可能性もあ

ります。原発性のがんに伴う脳転移、食欲不振による脱水、高カルシウム血症も同様です。

　がんは、手術の決定と同様に、突然、診断が下されて、患者にショックを与えることがあります。現在はがん治療がいろいろと進んでおり、一般的に「がん＝死」というイメージは少なくなりつつありますが、予後の不安、抗がん剤や放射線治療への不安など、精神的な苦痛ははかり知れないものがあります。せん妄のリスクもそれだけ高いと言えます。

　家族の動揺も大きいでしょう。患者はとても敏感になっていますから、その動揺が伝わると不安を増幅させます。安心をもたらすケアはとてもむずかしいことですが、常にもっとも大切なことは、そばに寄り添い、場合によっては優しく体に触れ、本人の言葉に耳を傾けるという姿勢です。

　がん性の痛みをアセスメントするうえでもっとも重要なのは本人の主観的な訴えですが、せん妄による幻覚や妄想を伴うと、自覚症状をうまく訴えることができなくなるので注意が必要です。そのような場合、呼吸や脈拍の状態、移動動作など、痛みの影響を受けやすい日常生活の様子を、普段の生活と比較して、痛みの程度（レベル）を把握するようにします。

終末期せん妄

　せん妄は終末期にもよく見られます。全身的に衰えが著しく回復が期待できない、最大の危機に瀕しているわけですから、これまで述べてきたようにせん妄を起こしやすい状況そのものと言えます。がんの痛みなどによって苦しんでいるなら尚更です。多くの原因が重なって生じていると考えられる終末期せん妄は、改善が困難です。原因となっている要因を取り除く治療が可能だとしても、それを行なうかどうかは、そのメリットとデメリットのバランスをよく考慮すべきです。せん妄を除去するための行為が、終末期の苦痛を増長することになるかもしれません。それでは本末転倒です。一般的に死亡前24〜48時間に出現するせん

妄は不可逆性であることが多いと言われています。

ケース紹介 ❸

82歳の加藤さんは左肺がんで在宅酸素療法を受けていました。認知症の診断も下されています。それ以外に甲状腺機能低下症、肺気腫、高血圧もあって、だいぶ体が弱ってきていました。
10年ほど前に夫を亡くしてから独り暮らしを続けていました。長男は海外勤務で年に1回帰国する程度。長女、二女は車で20～30分の距離に住んでいます。

入院中に認知症が悪化？…せん妄とは知らずに

認知症が始まったのは9年前からで、火の消し忘れがみられるようになり、鍋を焦がすことがたび重なりました。軽いもの忘れは多いものの、それ以外の家事は普段通りに行なえていました。6年前に肺がん（左肺）の診断を受けました。すでに手術は不可能な状態で、総合病院に入院して放射線治療を受けました。この入院中に物忘れが激しくなり、自分が置いたものの位置がわからなくなることが度々ありました。病院ではしょっちゅう何かを探している仕草が見られ、周囲の人に向かって「あなたが盗った」と怒鳴り散らすこともありました。

放射線治療を終えて、住まいにも近いかかりつけの病院へ転院しました。しかし、放射線治療の効果がほとんどみられず、息苦しさや全身の痛みを訴えることが多くなりました。食欲もなく、出された食事の半分も食べられない状態です。1日1本程度の高カロリー飲料と点滴で栄養を補っていました。

入院1週間を過ぎたころから、物忘れがさらにひどくなり、いつも会っている長女や二女はわかるものの、たまにしか会うことがなくなっている長男や、孫の顔を見ても、誰だかわからなくなってしまいました。

昼間は比較的普段通りの会話ができますが、夜になると点滴の

チューブや酸素マスクをはずしてしまい、病棟の中を徘徊する姿が見られるようになりました。このままでは入院を続けるのが困難になり、長女と二女が交替で付き添うようになりました。

長女や二女が点滴を抜こうとするのを制止しても「お父さんが迎えに来た」「お父さんと家に帰る」などと言って、ものすごい力で手を払いのけ、どこかへ行こうとします。

少し歩いただけでゼイゼイ言って息苦しくなるのに、ボーっとした表情で病棟中を歩き回り、目を離した隙に無断で自宅に帰ってしまうことが2週間の間に2度ありました。

◆痛みの激化とともに精神症状悪化

家族はこれ以上の入院は病院に迷惑がかかると判断して、二女の家へ退院することに決めました。退院後は訪問診療や訪問看護を受けて、小康状態を保っていました。約1か月間、二女の家で療養していましたが、末期がんに伴う痛みの訴えが激しくなるとともに、大声を出すようになりました。

酸素吸入をしていても息苦しさがとれず、一日中苦しそうな表情が見られます。この頃から、長女や二女もわからなくなってしまいました。落ち着きがなくウロウロし、たびたび「お父さんがいる」と壁やタンスに向って話しかけ、昼夜を問わず大声を出すようになってきました。

◆大声を出し、壁に向かって話しつづける

自宅での療養が困難となったため、精神科病院へ入院することになりました。入院後も身体の痛みやだるさを繰り返し訴えて、安静にしていることができません。どのような体勢をとっても楽にはならず苦しそうな表情が見られます。昼夜を問わず「先生助けて！」「お父さんが来た」と大声を出し、壁に向かって誰かと話しています。精神安定剤の投与を受けていましたが興奮は鎮まらず、夜もほとんど眠れませんでした。二女の名前を呼ぶので近寄っていくと、「あんたは誰？勝手に私の家に入って」と怒ることもありました。

がんによる痛みのためにせん妄が起こっていると判断した医師は、

入院翌日より、がん性疼痛治療薬（オキシコンチン）5mg 1日2錠を処方しました。しかし、その後も痛みは治まることなく、大声で叫び続けたため、総合病院に連絡し、内服での痛みの緩和が難しいことを伝えて、有効な緩和治療を行なうために転院の依頼をしました。

◆緩和治療による穏やかな最期

　加藤さんは、緩和治療を目的として総合病院に再入院しました。転院後数日は痛みに対する治療がうまくいかず、大声を出していましたが、治療が効を奏し始めると痛みに対する訴えは徐々になくなりました。息苦しさは続いていましたが、大声を出すことはなく、壁に向かって誰かに話しかけるようなことも見られなくなりました。

　そのかわり、一日中ウトウトしているような状態になってしまいましたが、長女と二女のことはわかるようでした。穏やかに会話も交わせました。しかし、長男や孫のことは最後までわからなかったようです。そうして、約1か月の入院生活を送った後、永眠されました。

認知症の人は苦痛を正しく伝えられないことがある

　加藤さんは家でも昼夜を問わず大声を出していましたが、もともと人に気を遣う性格であったためか、訪問診療や訪問看護のときには、痛みに対する訴えはあるものの「大丈夫です」と気丈にふるまっていました。二女が詳しい状況を説明していましたが、在宅では痛みに対しての十分な治療は行なわれていなかったようです。

　二女の知人が精神科の看護師で「母が最近呆けてきた」と、よく相談していました。母親に一日中付き添っていた長女も二女もせん妄状態に振り回され、介護に疲れて「入院させてほしい」と、その看護師に頼んだのでした。ちょうどベッドが空いていたため、加藤さんはすぐに入院できることになったのですが、がんの状態は思ったより深刻でした。そのため主治医は、何よりも痛みをコントロールすることが先決と考え、より専門的な緩和治療を総合病院に委ねることにしました。入院後すぐに総合病院に転院し、痛みに対する治療を行なったことで、加藤さんは苦しみから解放されただけではなく、終末期を家族

と穏やかに過ごすことができました。

　認知症を患っている人は、身体のだるさや痛みなどを正確に伝えることができず、十分な痛みに対する治療が行なわれないことがあります。また、家族は一日中大声を出したり何もない所に向って話しかけたりすると、認知症が進んだと思いがちです。

　加藤さんは、末期がんの痛みによるせん妄を起こしていました。しかし、家族は認知症が進んだと思っていたようです。

　加藤さんの家族は、できるだけ自分たちで母を看取りたいと考えていました。もちろんそれは大切なことであり、すばらしい家族愛は尊重されるべきです。しかし結果的に、がんの進行による痛みがせん妄を引き起こしていることに思いが及ばず、必要な治療が遅れてしまったことは否めません。早目に専門医に相談することの大切さを教えているケースだと思います。

4　アルコールや薬物

薬物治療の副作用

　薬物治療で副作用が生じる場合がありますが、とくに抗コリン剤[1]はせん妄を引き起こす可能性があります。これらの薬でせん妄が出現したときは、医師の指示で中止または減量することになりますが、中止や減量で主疾患の病状が進む可能性がありますので、十分な観察が必要になります。例えば、抗コリン剤を用いるパーキンソン症候群の場合、治療薬を減量すると振戦（手や足の震え）や歩行困難（つまずき、転倒）などが起きることが考えられます。

---

[1]　抗コリン剤
　　副交感神経に対し遮断的に作用する薬物の総称。アセチルコリンがアセチルコリン受容体に結合するのを阻害する。気管支喘息やパーキンソン病の治療薬として古くから使われています。口の渇き，眠気，散瞳、便秘などの副作用を伴います。一部の抗うつ薬、総合感冒薬、胃腸薬など、副作用として抗コリン作用を有する薬剤は多い。

第3章　せん妄を起こしやすい状況──こわれやすい心への思いやり

薬物の効果が急激にあらわれると苦痛なこともあります。その変化に不安や焦燥感を感じたりもするものですので、新しい薬を服用したときなどは気をつけて観察するようにしましょう。症状の観察も大切ですが、もっとも大切なことは本人の訴えを聞いてあげることです。わかってもらえる人に世話されていると思うことは大きな精神的支えになるでしょう。

アルコール離脱時のせん妄

¶ ケース紹介 ❹

幸恵さんの母親（福子さん）は、10年ほど前に夫を亡くして以来、お酒を飲まないと眠れなくなり、長年飲酒を続けていました。それでも、福子さんは一家の大黒柱でもあったことから、なんとか仕事を続けて幸恵さんを育てあげてくれて、幸恵さんは3年前に結婚しました。幸恵さんの結婚後、福子さんは定年を迎えて退職しました。その頃から飲酒に拍車がかかり、最終的にはアルコール依存症との診断を受けました。
断酒会に入り、これまで何度も断酒を試みていましたが、結果的には失敗に終わっています。
ところが、飲酒が原因で大けがをしたことをきっかけに、福子さんは健康のことも考え、今度こそ絶対にアルコールを断とうと決心しました。ただし、入院は嫌だと言い張り、自宅で断酒を試みることにしました。それを支えるために、幸恵さんも福子さんと一緒に生活しようと思っています。

「虫が這っている」と必死につかもうとする

　飲酒をやめた初日から、福子さんは眠れなかったようです。また、2日目頃から、体が震え始め、たくさんの汗をかくようになり、精神的にもイライラして怒りっぽくなりました。3日目の夜、幸恵さんが福子さんの部屋に様子を見に行くと、空中や、壁や畳を一生懸命つか

むような動作をずっと繰り返しています。どうしたのかと声をかけると、「虫がいっぱい這っている」と言います。

このようなことは初めてだったので驚き、翌日、幸恵さんは福子さんに付き添って外来受診させました。

医師から、離脱症状の1つの「せん妄」だと教えてもらいました。

医師の見解では、「本人の希望もあるし、今から環境を変えることで余計に症状を進行させてしまうかもしれない。また、どうしても入院させないといけないほど身体的に重篤な状態ではない」ということで、少量の薬物とさまざまな助言をもらいました。症状が重くなれば受診することにして、自宅で様子をみることにしました。

離脱症状

医師からの説明によれば、断酒を始めて4〜6週間後には、「早期離脱」といって、アルコールの血中濃度の急激な低下に伴い、手指の震え、発汗、イライラ、時に幻聴など、意識障害の症状が現われること、2日過ぎ頃からいわゆる「大離脱」期に入って、その時には意識障害や興奮をきたし、小動物の幻視があり床の虫を取るような動作をすることがあるということでした。それらは約7日で治まり、後は丸一日近くぐっすり眠り、離脱症状は終わるそうです。離脱症状がある時は、現実を認識する力が弱まっているので、むやみに話しかけたりしないほうがいい。説得しても効果はないので、安全を確保して回復を見守るしかないということも教えてもらいました。

アルコール離脱時のせん妄への対応

幸恵さんは医師からの助言をもとに、以下のような対応を行ないました。
① 室内の電気をつけっぱなしにする
　周囲が暗いと不安や恐怖をあおり、錯覚も起こしやすくしてしまうこと、そしてせん妄の出現率も高くなるので、できるだけ部屋を明るくしたほうがよいと教えてもらい、夜も部屋の電気を消さない

でつけっぱなしにしました。
② 危険物は部屋に置かない
　　現実を認識する力が弱まっており、場合によっては、興奮して危険行動を起こすこともあるので、刃物などの危険物はもちろん、周囲のものをできるだけ片付け、すっきり整理しました。
③ 十分な水分の補給を行なう
　　離脱期は発汗が多く、脱水傾向になりやすい。脱水状態がせん妄の原因になることもあるので、十分な水分補給を行ないました。
④ 消化が良く、栄養価の高い食事を用意する
　　アルコールによる栄養障害の心配もありますし、栄養障害もせん妄のリスクファクターでもあるので、栄養価が高く、消化の良い食事を用意しました。
⑤ 安心させる声かけ
　　急速な精神的・身体的変化に見舞われる離脱期は、苦しく不安な時期です。幸恵さんは寄り添って、手を握ったり、安心するように声をかけました。
　　長い説明や説得は無意味ですが、「断酒の影響で、こんな風に実際にはいない虫が見えることあるらしいけれど、必ずなくなるから大丈夫」と簡潔に伝えたり、落ち着いた声で「大丈夫よ」と一言だけ言うようにしました。
　　また、日中落ち着いている時には、一緒に絵画をみたり、好きな音楽を聴いたり、近所を散歩したりするなど、リラックスできるようなサポートを行ないました。

　結果的に、福子さんの症状は１週間で消失しました。離脱症状は抜けましたが、福子さんの断酒との闘いはこれからが本番なので、幸恵さんは今後もできるだけサポートしていこうと思っています。

5　電解質の異常

　病気や治療に伴って生じる電解質の異常、肝（臓）機能や腎（臓）機能の低下、糖代謝の異常もせん妄の直接原因に数えられています。高齢者の場合はとくに脱水症状に注意が必要です。

　夏季の屋外での活動や冬季の暖房の使用は、発汗や不感蒸泄（汗以外の皮膚や呼気からの水分喪失）が増加して、体内の水分が不足した状態になります。さらに、加齢によって口渇中枢の機能が低下するので"のどの渇き"を感じなくなり、水分摂取量が不足して脱水になることがあります。食事以外にも定期的に水分摂取を促す必要があります。温かい汁物やアイスクリーム、豆腐などの水分を多く含む食品を勧めるのもいいでしょう。

ケース紹介 ❺

木下さんは85歳、男性。15歳より父親と共に大工をし、真面目で腕もいいと評判でした。3年前に妻を亡くし、以後長男夫婦、孫2人と同居しており、日中は週3回デイサービスに行っています。

《妄想の出現と認知症の診断》

4年前頃から「家の中に人が入ってくる」「ご飯の中に虫がいる」という訴えが聞かれるようになり、近医の脳神経外科を受診したところアルツハイマー型認知症の診断を受けました。

内服薬（アリセプト3mg）をのんでいましたが、「虫がいる」という訴えが徐々に増えて食事ができなくなったため、精神科クリニックを受診しました。そこでは内服薬（エビリファイ3mg）が処方されました。それ以降、食事の中の虫は消失して食べられるようになりました。しかし、「家の中に人が入ってくる」「自分を殺しに来る」といった妄想は続いていました。

被害妄想からデイサービスにも行かず、一日中、寝たり起きたりを繰り返す生活になりました。夜はまとまった睡眠がとれているようでは

なく、たびたび起きてトイレに行きます。
《妄想増悪、危険行動により入院》
やがて、徐々に妄想が増悪して、家具をひっくり返す、物を投げるなどの行動が見られるようになりました。ところが、夜になるとぼーっとした表情で「仕事に行く」と言ったり、誰かが「自分を殺しに来る」と落ち着きがなくなります。
さらに、自分が襲われるという恐怖から「人に襲われるなら自分で」とビール瓶で自分の頭を殴ったり、首にナイフをあてるなど危険なこともありました。そのたびに息子夫婦が制止していました。
当院（精神科）への入院は薬物調整が目的でした。

薬物調整
　入院後、今まで服用していた薬はすべて中止になりました。そのうえでアルツハイマー型認知症進行抑制剤（アリセプト）1錠が処方され、眠れないときや落ち着かないときに精神安定薬（リーゼ）1錠が頓服（必要時服用）として処方されました。
　自宅では便秘傾向で市販の下剤を服用していたということで、植物性便秘治療薬（プルゼニド）も2錠処方されました。

頻繁なトイレ通い
　入院当日。日中は穏やかに過ごしました。声をかけると作業療法にも参加しました。作業にも集中できていました。食事もゆっくりと食べていましたが、お茶は「オシッコが近くなるから」と一口飲んだだけでした。看護師が「もう少し飲みませんか」と勧めると、怒りだしました。
　その夜9時頃からベッドに入りましたが、たびたびトイレに行く姿が見られました。「普段からオシッコが近いので」と言い、間隔が短いときは15分〜20分に1回行っていました。
　翌日は明け方から落ち着きがなくなり、ぼーっとした表情でベッド柵を乗り越えて壁のほうに行こうとしたり、「お金がなくなった」と

ウロウロしはじめたりしました。そのたびに、看護師が大丈夫であることを説明すると納得されるのですが、ゆっくりと休むことはできませんでした。

夜間に眠れていないにもかかわらず、日中はぼーっとした表情も見られず穏やかでした。

しかし、横になることはあっても昼寝はしておらず、やはり1時間おきくらいにトイレに行っていました。

◆「ウンコが出ていない」という訴え

主治医の診察時、「もう長いことウンコが出てないのです」という訴えがありました。そこで、プルゼニドがさらに1錠追加されることになりました。

せん妄による異常行動

その後も、夜12時を過ぎた頃から、服を脱いで歩きまわり、「人の家に勝手に入ってくるな」と看護師を怒鳴るようなことがありました。看護師が時刻を告げると、「馬鹿を言うな。仕事に行く時間じゃ」と怒りだしました。

やがて、徐々に夜だけではなく、昼間も床を這いまわり、何かを探しているしぐさが見られるようになりました。食事の最中に、パンにスプーンを突き刺して振り回す行動もありました。制止すると怒って、手を振り回して抗うため、看護師は危険がないように見守るだけにしました。

水溶性の下痢──便が出たという認識がなかった

入院5日目。38度台の発熱がありました。血液検査の結果、脱水状態であることがわかり、1日2本（500ml × 2）の点滴が開始されました。

点滴の最中に「トイレに行きたい」という希望があり、看護師の付き添いでトイレに行ったところ、便座に座ると同時に水様性の下痢便が出ました。このとき、排尿はありませんでしたが、木下さんは「オ

シッコしか出ていない」と言います。

　よくよく話を聞いたところ、下剤の量が多いために、水様性の下痢が続いているようですが、木下さんは形があるのが便だと思っていて、水様性であることから便が出たという認識がないようでした。

　息子さんに確認したところ、以前から家族にも「便が出ない」と訴え、市販の下剤を購入してもらい服用していたことがわかりました。薬は家族が管理し、木下さんに手渡して服用させていましたが、便秘の訴えが続くため少しずつ量が増えていったということです。

下剤中止→便通確認→水分摂取促進→退院へ

　木下さんは、下剤の服用が適量を超えていたため、下痢が長期間続いていたようです。また、もともと水分をあまりとらない人でもあったので、脱水症状を起こしていたのでした。それが、せん妄の原因と考えられました。

　処方されていたプルゼニド3錠は中止となりました。

　主治医からは「1日2本の点滴は、血液検査の結果が安定するまでは続けますが、その後は、お茶やジュースなど何でもかまわないので、水分をとってもらう工夫をしてほしい」という指示が出ました。しかし、木下さんは「オシッコが近くなるから」と水分をとることを嫌がりました。そこで、認知症の症状である記憶障害を逆手にとって、一口ずつでもたびたび飲んでもらえるよう、顔を見かけるたびにお茶を勧めることにしました。

　下剤を中止して2日後、普通便が下剤を服用しなくても出ていることが確認できました。この頃から夜間トイレに行くのは3〜5時間に1回になり、まとまった睡眠がとれるようになりました。

　トイレに行った後は、自分の部屋がわからず、他の患者さんが寝ているベッドに入り怒られることはありましたが、木下さんが怒ることはなく、終日穏やかに過ごせるようになりました。

　徐々に「お茶が飲みたい」と自分から希望され、コップ1杯のお茶を飲み干すことができるようになりました。

その後、木下さんは2度の外泊を行なってから、自宅に退院されました。

6　夜間せん妄

高齢かつ認知症に罹患されている場合に多いのが夜間のせん妄です。入院などによって、睡眠のリズムが乱れ、昼夜逆転から夜間せん妄状態に至ります。症状としては、誰か知らない怖い人が来たとか、昔飼っていたペットがいるとか、現実にないこと（幻覚、妄想）を言いだして騒ぐようなことがあります。また、徘徊したり、精神的な興奮状態に陥ったり、点滴を抜去してしまったりといった異常行動が起こります。これらは夜間に出現することが多いため「夜間せん妄」と呼ばれます。これは、軽い意識障害や判断力の低下があることに加え、夜の暗さで周囲を認識する能力が鈍り、不安感が増したことによって起こると考えられています。

ケース紹介 ❻

87歳の女性、古川さんは「パラフレニー（妄想性障害）」の診断で精神科病院の老人病棟に入院していました。入院前より「夫の財産を近所の人が狙っている」といった妄想が活発で、近所への迷惑行為があり、家族はその幻覚・妄想症状にかなり振り回されていました。そのため、妄想の症状が軽減して退院できることになっても、自宅に退院することは難しいとされ、長期入院が続いていました。
少量の抗精神病薬の内服と環境調整で妄想は軽減しましたが、元来、世話好きで困っている人を見ると放ってはおけない性格で、自分より状態が悪そうな患者さんのお世話をしているつもりで寝たきりの患者さんのオムツを外したり、点滴治療中の患者さんの点滴を触ったりする行為が目立つようになりました。そのため、古川さんの意思とは関係なく、老人病棟から比較的年齢層の低い女子閉鎖病棟に転棟となり

ました。
　転棟後より抗精神病薬・睡眠薬の増量などの薬剤調整が行なわれ、精神状態の変化とそれに伴う行動について、副作用に注意しながら経過を観察しました。幸い抗精神病薬の副作用である錐体外路症状[★2]は見られず、ＡＤＬ（日常生活行動）もある程度自立できていました。
　古川さんがこの病棟ではいちばん高齢であるため、他の患者さんからは「おばあちゃん」と呼ばれて親しまれています。

夜間に限局して現われる幻覚・妄想

　日中は自らすすんでテーブルを拭く役割を見つけ、看護師も古川さんの行動を見守る姿勢でかかわることにしました。しかし、睡眠状態は睡眠薬の内服後、いったんは寝つくことはできますが、3時間後には目覚め、その後は再入眠ができずに、夜間は廊下を徘徊することが数日続きました。

　なぜ眠れないのか尋ねると、決まって「男の子が来ているから。そこに男の子がいます」と訴えます。確かに古川さんには息子が2人いますが、仕事が忙しくなかなか面会には来ることができない状況にありました。しかし、「男の子は息子さんですか？」と尋ねると「息子ではない。もっと小さい男の子です」と妄想的な返答しか返ってきません。

　この訴えは夜間に限局していて、日中の会話の中で"男の子"の話は出てこず、夜間に起きているエピソードを看護師や主治医が話して

★2　錐体外路症状
自分で動かそうとして動かす運動（随意運動）をつかさどる神経系、すなわち大脳に発する指令（神経信号）を延髄・脊髄を経由して末梢の筋肉に伝える通り道のことを「錐体路」と呼びます（延髄で「錐体」を通るため）。錐体路以外にも運動に関与している神経系が存在し、それらを総称する呼び方が「錐体外路」です。無意識のうちに全身のバランスをとって円滑な動きを可能にする、姿勢を保つなど、重要な機能を担っています。その部分に生じた障害によって起こる症状の総称が「錐体外路症状」で、筋肉が緊張しすぎて固まってしまう（動きが少なくなる）場合と、逆に筋肉の緊張が低下して運動過多に陥る場合とがあります。よく見られる症状としては、手足のふるえ、身体のこわばり、歩行困難、じっとしていられない、などがあります。

も「あっそうですか。そんなこと言っていましたか？」と反対に質問されることが続きました。そして、睡眠障害のため日中はウトウトとして過ごすことが多くなり、自らすすんで行なっていたテーブルを拭くこともできなくなりました。

せん妄の判断

　入院患者さんのせん妄発症率は約10〜30%に達すると言われているように、病院ではこのようなせん妄症状を見ることは珍しくありません。目の前の患者さんの言動が「いつもと違う」「？ 何か変」と感じたら、看護師はせん妄を疑います。古川さんの場合、せん妄の発症は十分予測できることでした。古川さんの夜間の症状は"せん妄"であると判断する理由をあげてみます。

① 環境の変化
　　入院・本人の意思とは関係のない転棟でした。
② 心的な問題
　　役割の喪失に伴う何らかの不安。不安の表出ができない。
③ 睡眠障害
　　夜間不眠、早朝覚醒、昼夜逆転
④ 薬　剤
　　抗コリン作用剤。薬剤の増量
⑤ 診断されている疾患
　　パラフレニー（妄想性障害）

これらを発症要因ととらえて、古川さんのケアが検討されました。

せん妄に対する看護師のケア方針

① 安全の確保
　まず"安全の確保"が行なわれました。夜間に睡眠剤の薬効が残っている状態で徘徊されるわけですから、足元がふらつき転倒する可能性を考えて、観察を頻回に行ない、時間の許す限り薬剤に頼らず、寝

つくまで側で見守る体制をとりました。
② 幻覚症状への対処
　「男の子が来ている」という幻視に対し、はなから否定するのではなく、いったん古川さんには男の子が見えていること、そのことについて生じている気持ちを受けとめて対応しました。そのうえで、安心できるような声かけを心がけました。
③ その他の支援
　また、息子に会うことで少しでも安心できるように、あまり面会に来ることができない息子たちとの調整をはかり、面会を増やしてもらいました。
　日中の生活リズムをつけ、時間の流れを取り戻し、活動性が高められるように、古川さんが自分の役割として行なえる行動を積極的に支援しました。

　このようなせん妄ケアを一貫して続けた結果、夜間にまとまった時間の睡眠がとれるようになりました。それとともに、徘徊して幻視を訴えることもなくなっていきました。そして、看護師を相手に、息子に対する思いや入院してからの淋しさ、本当は帰るところがあれば退院したいことなど、ポツリポツリですが話してくるようになりました。

心の叫び
　その後も時折、他の患者さんに対して「私は嫌われているから、自分のおやつをとられる」と被害的な妄想を訴えることがあります。しかし大きなトラブルにはならず、まずは落ち着いた入院生活を送られています。そして古川さんは、夜間に目が覚めたとき「夢をみているようで、なんで女ばっかりのところに男の子がいるのかよくわからなかった」と、当時のことを話されることがあります。
　高齢期には身体機能の低下とともにさまざまな喪失感や不安が増強していきます。"死"を迎える恐怖感とも戦っていることでしょう。いろいろな"症状"の裏に、本人自身意識していなくても、そのよう

な心の叫びが隠されているように感じます。

7 環境の急変——入退院、引っ越し、旅行

　高齢者は若者に比べると新しい環境への順応が遅いのが普通です。認知症高齢者の場合は認知能力の低下がベースにあり、注意を集中したり、維持することができなくなったり、あるいは、逆に注意を適切に転換することができなくなったりします。急に環境が変化して、それをうまく認識できないと、混乱し、不安になり、それがせん妄を引き起こす引き金になります。

　病院や施設へ入院や転院、住み慣れた家から引っ越すことは生活環境の急変にあたりますので、要注意です。

ケース紹介 7

　井上さんは50代の主婦。都心近くのマンションで夫と高校生の娘と暮らしていました。両親は車で2時間ほど離れた郊外の一軒家に住んでいましたが、最近母親が亡くなり、85歳の父親（太郎さん）が独居になるのを心配し、家族で相談して同居することに決めました。
　太郎さんは、引越しに対する不安よりも独居の寂しさの方が大きかったようで、感謝の言葉を口にして引っ越してきました。
　引っ越してすぐは、太郎さんの様子にとくに変わったところはありませんでした。数日経った頃、「田舎と違って夜遅くまで車が通っているし、近隣がにぎやかで眠れない」と話し、そのせいなのか、昼間うとうとする姿が見られました。

突然、徘徊が始まる

　井上さんは、騒音というほどのうるささではないし、慣れないせいだろうと思って、そのまま様子を見ることにしました。
　ところが次の日の夜中、トイレに起きた際、太郎さんの部屋から明

かりがもれていたので中を見てみると、太郎さんがいません。驚いてあちらこちらを探したところ、ちょうど玄関にパジャマ姿のまま外へ出ていこうとしている太郎さんを発見しました。引き止めて、なぜ、どこへ行こうとしていたのか尋ねましたが、太郎さんは意味不明のことを言うだけです。反応は鈍く、ぼーっとしている感じだったので、それ以上は追及しないで、とりあえず寝かせることにして促すと、おとなしく従ってくれました。

次の日に改めて理由を聞きましたが、太郎さんは覚えていないようです。井上さんは、寝ぼけただけなのかと思いました。しかし、その日の夜にも同じことが起こり、今度はマンションの外まで出ていってしまいました。連れ戻そうとすると、太郎さんは訳のわからないことを言って怒りはじめ、対応がとても大変でした。困惑した井上さんは、認知症が始まったのではないかと心配になり、受診することにしました。

医師の見立て

医師は井上さんからこれまでの経過を聞き、また検査の結果をふまえて「せん妄」と診断しました。医師の見立てでは、特に基礎的な身体疾患もないため、高齢による脳の器質的な変化に加えて、妻を亡くしたことや環境の変化などのストレス、慣れない環境で安眠できなかったことが促進因子になったのではないかとのことでした。

薬も処方されましたが、安心できる環境を整えてストレスを軽減すること、安眠できることが大切であると言われました。

家族による環境の整えと気づかい

そこで、井上さんなりにいろいろな工夫をしてみました。

① 実家から布団や食器など、なじんだものを持って来た

これまで、太郎さんの生活用品は井上さん宅にあるものを使用していましたが、少しでもこれまでの太郎さんの生活の中でなじんだものを使用した方が安心できるのではないかと考えました。そこで、実家

から太郎さんがこれまで使用していた布団や食器を持って来て、それらを使用してもらうことにしました。カーテンや部屋に飾ってあった絵や小物類なども持って来て、太郎さんの居室を慣れ親しんだ環境に近づけました。

② 夜間は好きな音楽をかける

太郎さんが夜間、騒音だと感じる音はほとんどが周囲の生活音なので、音そのものをなくすことはできません。井上さんは、太郎さんはクラシック音楽が大好きでよく聞いていたことを思い出しました。そこで、夜間、音量は控え目にしてクラシック音楽をかけるようにしました。好きな音楽に耳を傾けることで外の音が気にならなくなるのではないかと考えたからです。それは正解だったようです。

③ 昼間は一緒に散歩——近所になじんでもらう。適度な疲れで快眠を誘う

太郎さんは引っ越してからほとんどの時間をマンションの中で過ごしていました。夜間快眠できるようにするためには適度な疲労感があった方がよいと考えた井上さんは、昼間、一緒にマンションの周辺を散歩してみることにしました。昼間の刺激が強すぎるとかえって興奮して夜間に眠れなくなることがあることも聞いていたので、できるだけ静かで快適な気温の時を選びました。そうすることによって、マンション周辺の環境にも少しずつ慣れてくるだろうと考えたのです。

もう少し様子をみて、太郎さんの好きな囲碁クラブが周辺にないかどうか確かめてみようと思っています。太郎さんが望めば、クラブに参加できるようにサポートしたいと考えています。

④ 徘徊に対して怒ったり、無理にとめたりしない

徘徊について、医師から、無理にとめようとすることはかえって不安を高め、興奮につながると教えてもらいました。そこで、徘徊が見られた時には、少し一緒に歩いてみることにしました。

すると、当初は意味不明の言動だと思っていましたが、太郎さんは、どうも誰かと話をしているようでした。何かが見えるのか、誰かの声が聞こえているのかもしれません。はっきりとはわかりませんが、太

郎さんなりに出かけなければならない理由があるように思えました。
　井上さんは、しばらく一緒に歩いて、太郎さんが疲れただろうと思う頃を見計らって、「もう夜中になったから、少し休もう」と声をかけ、自宅の方に誘導するようにしました。
　家族の気づかない間に外に出ていくことも考えられました。その場合、見つけた人から連絡をもらえるように、井上さんは、名前と住所と電話番号を書いた布をパジャマに縫いつけました。

その後の経過
　太郎さんの徘徊は5日ほどで治まりました。ただし、医師からは、高齢であるため今後もリスクは高いと言われています。井上さんは、今後も太郎さんが安心して、規則正しく日常生活を送れるようにサポートしていくつもりです。

第 4 章

せん妄が起きてしまったら

1 症状への適切な対応

意識障害であることを理解しましょう

　せん妄の症状は特定の病気のあらわれではなく、さまざまな要因によって引き起こされた異常な状態です。そこには必ず意識の異常があり、注意力や集中力の低下を伴います。せん妄状態の人と接する人は、まずそのことを理解している必要があります。
　「注意力がはたらかない」とは、どういう状態のことを言うのでしょうか。
　ぼんやりしていて、あいづちを打ちながら話を聞いているようでも、はっと我に返ると話の内容はまったく理解していなかった、という経験はありませんか？　その「ぼんやり」が注意力が低下した状態です（第2章では「意識のくもり」という言葉を使いました）。それに伴って、理解力や記憶力も低下しています。相手はそういう状態にあるのですから、こ

第4章　せん妄が起きてしまったら

ちらがいくら話しかけても、聞いているのだかいないのだか、コミュニケーションが成り立ちません。状況を説明してあげたとき「はい」と答えたので、そのときは理解したようにみえても、あとでまったく反対の行動をとることがあります。それが繰り返されると、普段の姿を知っている家族だと、余りに様子が違うので「どうして？」とイライラして叱ってしまうかもしれません。しかし、本人に意識できていないのですから、正常な応答を求めても無理なのです。そのことをよく理解することが大切です。

　わからせようとして説明を繰り返すことは、理解力の低下した人にとっては、かえって頭を混乱させてしまうだけです。意味のわからない言葉にさらされて、不安や恐怖を感じるかもしれません。

　入院中の患者だと、カテーテルを自分で抜いてしまったり、ベッドからの転落や、歩こうとして転倒するといった危険度の高い行動が見られますので、病院の看護師は安全管理にとても気をつかっています。そうした行動に対して責めるような口調や、真意を問いただしてみても解決はしません。むしろその逆と考えた方がいいことを知っているので、さりげなく様子を観察することや、カテーテル類が視界に入らないように固定・保護するなど、事故や危険が生じないように予防的な視点で工夫しています。

　言葉かけや説明がいけないわけではありません。自然で優しい言葉かけは穏やかな空気を醸し出し、決して相手を不快にさせることはないはずです。

　説明する場合は否定的な表現ではなく、わかりやすい言葉で「○○すると大丈夫です」「○○すると動きやすいですよ」などと肯定的な表現を使いましょう。説明が長くなると混乱を招くので注意しましょう。

感情を受けとめましょう

　幻覚・妄想があるときは、訴えを無下に否定せずよく聞いてあげて、「○○のように感じるのですね」「○○と思っているのですね」などと、思

いや感じたことを受けとめていきます。

　安易に同調することとは違います。それは誠実な態度ではありませんし、幻覚や妄想を現実のものとして認識させてしまうので、恐怖や不安は増すばかりでしょう。感情を受けとめながらも事実を伝え、妄想の世界から引き戻すことが必要です。その際、たとえ話や、以前の出来事を思い出させて説明したりすることは、理解力の低下している相手には、かえって頭を混乱させる恐れがあるので注意しましょう。

　もっとも大切なことは、幻覚・妄想におびえているその人の「気持ち」「感情」をわかってあげることです。事実認識を争うことは有害無益だということを知ってください。せん妄状態で幻覚・妄想に支配されている人の認識を「正す」ことはできません。必要なのは不安や恐怖を和らげる「ケア」なのです。それには、一人にしないで寄り添う、そして、味方がいると思ってもらえるように、例えば「私がここにいて守ってあげます」というメッセージを伝えるようにしましょう。

興奮を助長しないようにしましょう

　せん妄状態は意識障害を伴うので、失見当識や混乱を起こしやすいことが考えられます。このような状況では、高齢者は興奮状態になりやすいので、興奮を助長しないことが大事です。以下、具体的な留意点をあげます。

① 普段使っている補聴器やメガネの装着を確認する。
② かかわる際は自己紹介をする（普段は親しいはずの間柄でも、せん妄状態では忘れられていることが多い）。
③ 体に触れるときは、本人に見える位置にいて名前を呼び、本人の了解を得てから行なう。
④ アイコンタクトをとる。
⑤ ケア行為の前には必ず、具体的かつ簡潔に何をするかを伝える。
⑥ 言葉かけはゆっくりと、声の大きさは適度に、穏やかに話す。

興奮が収まらないときは

　興奮が収まらないときは、まずは環境を変えることを考える必要があります。部屋の明かりや騒音などに気を配ります。また、高齢者の興奮は感覚機能の低下とも関連していることがあるので、メガネや補聴器を装着することで軽減することがあります。

　興奮状態になる原因を考えましょう。ほかの人の発言が聞こえたり、テレビの音も、自分に向けられたように受けとめて興奮を助長することがあります。幻覚や妄想があるための興奮であれば、上に述べたように感情を受けとめるケアに努め、安全な環境であることを伝え、現実感覚を取り戻すことを助けます。

　とくに興奮しているときは、刺激を避けるために距離を保ち、見守るのが賢明かもしれません。暴言や暴力を振るう場合は当事者の安全を守ることを第一に、正面から近づくことは避けます。それとともに、危険物（投げつけられる物、壊れやすい物、ガラスや刃物など）は近くに置かないように気をつけましょう。

活動制限は最小限に

　手術後は点滴や異常を早期に発見するモニタリング（医療機器による計測）のため、医療機器に囲まれ、カテーテル類が留置された状況になります。そのような環境ではとくにせん妄が起きやすいということはすでに述べました（☞第3章-2 手術後せん妄）。環境の変化に対する適応力が低下している高齢者の場合、そのリスクはいっそう高まります。

　興奮が収まらず、乱暴になったり、危険な行動が見られるとき、それを抑えるにはどうしたらいいでしょうか。

　こういった場合、「安全を優先する」ために、手を縛るなどの身体拘束が行なわれることがあります。医療の世界では「抑制」と呼ばれている方法です。しかし、せん妄を起こしている高齢者は、「抑制」の意味を理解することはできません。納得して受け入れた訳でもありません。

それゆえ、訳もわからず拘束されて体を自由に動かせないことで、不安と恐怖が募るでしょう。先述したように、高齢者は感覚機能が低下しています。視力の低下、聴力の低下、加えて見当識障害となれば、ますます混乱し、せん妄症状は悪化せざるを得ません。身体拘束という手段は、このようなジレンマを抱えています。

人間の活動を制限する「抑制」は最小限に、というのがケアの心得です。

平成12年にスタートした介護保険制度に伴い、介護保険施設では身体拘束が禁止され、現場では「身体拘束ゼロ作戦」としてさまざまな取り組みが行なわれています。その結果、抑制に頼らない方法、安全を確保するための具体的な工夫も蓄積され、広がりつつあります。

2　安全の確保

他者に危害が及ばないようにしましょう

興奮症状が激しいときは、暴力的になって他者を傷つけることも考えられます。本人も危険に対する認知機能も低下していて、危険からの回避行動ができないと自分を傷つけることになります。

適切な距離を保ち、対応する人を変えてみたりすることで落ち着くこともあります。もっとも注意すべきことは、手の届くところに危険物になりそうなもの、例えば、片付け忘れた果物ナイフやガラスのコップなどを置いておかないことです。壊れやすい置物は撤去しましょう。

身体拘束について

家庭においてせん妄の症状が激しく安全をどうしても保てないときは、専門医に連絡をすることが必要となってきます。

ちなみに病院・施設では、安全保持と治療、看護上の必要性による運動制限の目的で、抑制のための特別な衣服が使用されることがあります。せん妄の症状が激しくて安全を保つことが困難な場合は、転倒・転落を

第4章　せん妄が起きてしまったら

防止するためにベッド柵で四方を囲う、立ち上がれないようにひもで縛る、チューブを抜いたり皮膚を掻きむしったりする危険行為を防ぐために自分では脱げないミトン型の手袋をつけるというようなことが行なわれています。しかし、抑制は高齢者の自由な行動を制限するものです。「安全のため」を言い訳にして安易に行なうべきではありません。

憲法第31条に「何人も、法律の定める手続によらなければ、その生命若しくは自由を奪は(ママ)れ、又はその他の刑罰を科せられない」とあります。身体拘束は患者の基本的人権に抵触することは明らかです。抑制という名を借りたとしても、原則は禁止です。

● 人権尊重の考えと原則を共有しましょう

近頃は多くの病院・施設がそうした方針を家族にもはっきりと伝えるようになりました。家族もその意味をよく理解して、医療・施設側と家族とが人権尊重の考えと原則を共有することが何より大切です。

例えば、患者が動いたことを知らせるセンサー付きのマットも、"監視"を目的とするものですから人権侵害の可能性があります。使用にあたっては必要性についての慎重な判断が前提となりますし、本人および家族に対する説明と同意が必要です。やむを得ず抑制が行なわれた場合は、使われたひもや帯による圧迫痕や擦過傷が生じないよう最小限にとどめる工夫やテクニックが求められます。そして定期的に全身の観察を行なうことが大切です。したがって、家庭では行なわず、手に負えないときは専門家の判断と技術に委ねましょう。

● 身体拘束ゼロへ

「身体拘束ゼロへの手引き―高齢者ケアに関わるすべての人に」（厚生労働省「身体拘束ゼロ作戦推進会議」編、平成13年3月）は、「身体拘束は、人権擁護の観点から問題があるだけではなく、高齢者のQOL（生活の質）を根本から損なう危険を有している。身体拘束によって、高齢者の身体機能は低下し、寝たきりにつながる恐れがある。人間としての尊厳も侵され、時には死を早めるケースも生じかねない。…中略…実態を見るな

らば、介護保険施設等では真に『緊急やむを得ない場合』として身体拘束を行なっているケースは少なく、むしろ身体拘束に代わる方法を十分に検討することなく、『やむを得ない』と安易に身体拘束を行なっているケースも多いのではないだろうか」と述べていますが、すでにそれから10年以上経ちました。実態はどれだけ改善されているか、家族の目で確かめていただきたいと思います。専門家の手に委ねることイコール「おまかせ」ではありません。

　表 4-1（次頁）は「手引き」からの抜粋です。参考にしてください

3　人格の尊重

　せん妄は病気ではなく、ある異常な精神状態を指すものです。正常なコミュニケーションがとれない混乱状態を総称する言葉として使用されることもありますが、医学用語としてのせん妄の定義については第1章で述べた通りです。

　せん妄症状が発現した場合、人格が変わってしまったように見えます。それで、本人をよく知っている家族は驚いてしまい、対応に困って混乱します。無理もありません。しかし、多くの場合、せん妄は高齢者に深刻な問題が新たに発生したことを知らせる徴候ですが、上に述べたケア的な対応によって遅かれ早かれ回復します。ひどい場合でも、迅速な医学的治療管理を行なえば治まります。そして、自然と「その人らしさ」も戻ります。決して人格が変わってしまったわけではないのです。

　一時的な症状だということをしっかりと理解しましょう。

　元の人格を信じ、その人らしさを尊重してかかわり続けることが大切です。

表 4-1 ●身体拘束をせずにケアを行なうために──3つの原則

［1］身体拘束を誘発する原因を探り除去する

　身体拘束をやむを得ず行なう理由として、次のような状況を防止するために「必要」と言われることがある。
- 徘徊や興奮状態での周囲への迷惑行為
- 転倒のおそれのある不安定な歩行や点滴の抜去などの危険な行動
- かきむしりや体をたたき続けるなどの自傷行為
- 姿勢が崩れ，体位保持が困難であること

　しかし、それらの状況には必ずその人なりの理由や原因があり、ケアする側のかかわり方や環境に問題があることも少なくない。したがって、その人なりの理由や原因を徹底的に探り、除去するケアが必要であり、そうすれば身体拘束を行なう必要もなくなるものである。

［2］5つのケアを徹底する

　そのためには、まず、基本的なケアを十分に行ない、生活のリズムを整えることが重要である。①起きる、②食べる、③排せつする、④清潔にする、⑤活動する（アクティビティ）という5つの基本的事項について、その人に合った十分なケアを徹底することである。例えば、「③排せつする」ことについては、ア．自分で排せつできる、イ．声かけ、見守りがあれば排せつできる、ウ．尿意、便意はあるが、部分的に介助が必要、エ．ほとんど自分で排せつできないといった基本的な状態と、その他の状態のアセスメントを行ないつつ、それを基に個人ごとの適切なケアを検討する。

　こうした基本的事項について、入所者一人ひとりの状態に合わせた適切なケアを行なうことが重要である。また、これらのケアを行なう場合には、一人ひとりを見守り、接し、触れあう機会を増やし、伝えたくてもうまく伝えられない気持ちやサインを受けとめ、不安や不快、孤独を少しでも緩和していくことが求められるのである。

［3］身体拘束をきっかけに「よりよいケア」の実現を

　このように身体拘束の廃止を実現していく取り組みは、介護保険施設等におけるケア全体の向上や生活環境の改善のきっかけとなりうる。「身体拘束廃止」を最終ゴールとせず、身体拘束を廃止していく過程で提起された様々な課題を真摯に受け止め、よりよいケアの実現に取り組んでいくことが期待される。また、身体拘束禁止規定の対象になっていない行為でも、例えば、「言葉による拘束」など虐待的な行為があってはならないことは言うまでもない。

出典：身体拘束ゼロへの手引き；高齢者ケアに関わるすべての人に，厚生労働省「身体拘束ゼロ作戦推進会議」編，平成13年3月

4　環境の整え

　高齢者ができるだけ快適に過ごせるように環境を整えることは、せん妄が起きてしまってからの対策というよりは、ケアの基本であり、せん妄の予防に役立つことですが、せん妄を起こしてしまった後でも同じように見直して、改善できることはすぐに実行しましょう。

安心できる環境

　高齢者にとって安心できる環境を整えることが、せん妄発現の防止にとても役立ちます。例えば、部屋の温度や湿度の調整、静かな環境、適切な明かりは重要です。高齢者には視力機能の障害が起こりやすく、羞明（まぶしさ）や視力低下による物の見えにくさなどが状況判断能力の低下につながりかねません。赤は比較的認識できやすい色です。青色、緑色は区別がつきにくく目立ちません。高齢者の身体機能を思いやり、細やかな工夫を加えることで、確実に部屋の環境は改善します。

安全な環境

　高齢者の場合、たった1日の安静でも筋力の低下を来すことがあります。転倒を心配して動かないようにしていると歩けなくなってしまいますから、必要以上に安静にして活動を制限するのではなく、転倒を予防しながら日常生活を送ることが大切です。歩きやすい身支度、歩行補助具の準備など、歩きたいと思ったときにはすぐ行動に移せるような環境を整えてあげましょう。

　杖や歩行器など必要な歩行補助具は「見えると勝手に歩くから患者の見えないところに置く」という声を聞くこともあります。しかし、そういった状況ではかえって危険な行動を招く恐れがあります。「大事なものがなくなった」と思い、自分で探し始めたりするのは、大変に事故を起こしやすい状況です。

第4章　せん妄が起きてしまったら

　「以前は自分で歩けていたから大丈夫」と思って、歩行補助具を使用しないで歩くことがあります。また、「こんなことくらいで助けを求めることは申し訳ない」と思ったりするのも事故の元です。ですから、無理はしない、気兼ねなく助けを求められる関係が、本人と家族や介護者との間にできていることが、安全な環境という面で考えても重要になってきます。

　夜間は真っ暗にすると不安になる人もいます。常夜灯をつけましょう。特に、足元の間接照明は有効です。

　病院ではスリッパを履く人が多いようですが、足のサイズに合っていないと歩行時に気をとられ不安定になりますので、できるだけスリッパは使用せず、足をすっぽり包むような履き物がよいでしょう。普段履きなれたもので過ごすことをおすすめします。

　家庭では、転倒の危険性が多い場所として、台所が要注意です。台所は水が床に飛び、滑りやすくなっていることがあります。これは廊下でも同じですが、とにかく水に濡れた箇所は滑りやすく危険です。さらに、台所には高齢者にとって危険なものがたくさんあります。例えば、包丁の類、洗剤、水の入ったコップ、料理が入ったままの鍋などです。

　寝室には倒れやすい花瓶などを置かないようにしましょう。ベッドは転落の危険があるので、できるだけ低いものを選びます。布団が乱れていると足を取られる危険があります。同様に寝間着の乱れや、ほどけた紐、脱げかけた靴下などにも注意が必要です。

　高齢者は嗅覚や視力の衰えから、異食が起こることもあります。落ちた壁や洗剤、排泄物さえ口にすることもあります。間違いが起きないためには、それらを遠ざけるしかありません。日常的な注意として、整理整頓、後片付けを怠らないことが大事です。

なじみのある環境

　治療を中心とした病院や安全に集団生活を送ることを目的とした介護施設は、白い壁や高い天井、長い廊下と同じ構造の部屋など、慣れてい

た家の生活空間とは異なる非日常的な空間です。そこで生活することを余儀なくされることは、とくに急な環境の変化に適応する能力が低下している高齢者にとっては大きなストレスになります。突然の入院や入所がせん妄の誘発要因とされるのはそのためです。

　不安な気持ちをなだめるためには、ここがどこで、自分がなぜここにいるのかをわかってもらうことが大事です。何のために入院（所）したのかを、わかりやすい言葉で説明してあげましょう。

　自分がどこにいるのかわからないと不安は増強し、せん妄症状を悪化させる要因にもなります。

　入所を受け入れる施設では、移動能力や体力に応じて施設環境を説明しながら案内して、居場所を理解して慣れてもらうことが、せん妄予防の観点からも大事な入所時のケアです。在宅生活で使っていた湯呑み、見慣れた人形や置物、愛用していた小物入れなど、なじみのある物を近くに置くことで心が和み、入所生活へスムーズな移行を助けるでしょう。

　カレンダーや時計を置き、日付や時間がわかるようにします。静かすぎる環境はかえって孤独を感じて不安になる人もいます。騒音や器械の音など不快な物音は避けるべきですが、ドアの開閉音とか小さな足音など、人の気配を感じることができる日常的な物音は安心感をもたらすと言われています。

自然にふれ、季節を感じる環境

　風にふれる、太陽の光を浴びるなどの行為は気分をリラックスさせます。農作業を経験していたり、趣味で植物を育てていたり、また、洗濯物などの家事をしていた人にとっても、天候やその日の気温を感じることはいつもの習慣であり、健康的な刺激となるものです。四季の変化を感じることも、日本人であれば特に心地よい時間を過ごすことになるでしょう。

　日ごろお世話する人が、ちょっと窓を開けて景色を眺められるようにするだけでも違います。道端に咲いていた草花をさりげなく飾る、季節

の野菜や果物を料理する前に見たり触ったりしてもらうなど、ちょっとした気づかいが心を和ませます。

　せん妄で意識がぼんやりして外部への関心が向かない状態であったとしても、状態の変動が激しく、意識が急に戻る時もあります。その時に、なじみ深い雰囲気を感じ、自然の快適さ、季節感を呼び覚まされたならば、自分を取り戻してゆくきっかけになります。

5　薬物治療について

　せん妄が起こってしまったら、興奮を鎮め、夜間眠れるようにすることが重要です。興奮が一向に鎮まらず、暴力的になったり、点滴のルートを抜いてしまうなどの場合は、直ちに鎮静させないと危険で、本人に何らかの障害が発生することになりますので、必然的に薬物療法が必要となります。

　薬物には抗精神病薬や抗うつ薬、場合によっては抗てんかん薬などが使用されます。それらは、現在の日本の健康保険では「せん妄の治療薬」として指定されているわけではありませんが、臨床的に（実際上）そうした向精神薬[★1]がせん妄の興奮を鎮めるのにも有効であることが知られています（表4-2）。

　ただし、薬には副作用があるということも知っておいてください。向精神薬の副作用としては、嚥下困難、それに伴う肺炎、傾眠（昼間もうとうとする）、ふらつきなどがあります。薬の効果には個人差がありますが、年齢が高いほど副作用が強く出現しやすい傾向があるので注意が必要です。副作用を確かめながら、薬の種類や量を調整していきます。

　薬物を用いて眠らせるだけでは問題の解決になりません。治療の目標は意識が清明に戻り、精神的に穏やかに日常生活を過ごせるようになる

★1　向精神薬
中枢神経に作用して、精神活動に効果をもたらす薬物の総称。抗精神病薬、抗うつ薬、抗不安薬、睡眠薬などがあります。

表 4-2 ●せん妄の治療に用いられる主な薬物　　　　（　）内は商品名

抗精神病薬

ハロペリドール（セレネース）：不安感や緊張感が強いとき、興奮状態を改善させる。

チアプリド（グラマリール）：攻撃的行為、精神興奮、徘徊などを改善させる。

リスペリドン（リスパダール）：不安、緊張などの精神の不安定な状態や気力や関心のもてない状態を改善させる。

ペロスピロン（ルーラン）：強い不安や緊張感をやわらげ、気分を安定させる。

クエチアピン（セロクエル）：妄想や幻覚（陽性症状）や、引きこもり、意欲の低下、感情の鈍さ（陰性症状）などの様々な精神症状を改善させる。

抗うつ薬

ミアンセリン（テトラミド）：うつ状態に伴う不安、いらいら、不眠などの症状を改善させる。副作用が少なく効果の発現が早い。

トラゾドン：（レスリン）：脳の神経を刺激し、はたらきを活性化する物質（アドレナリン、セロトニン）の量を増やし、精神活動を活発にする。

睡眠導入剤（併用）

フルニトラゼパム（ロヒプノール、サイレース）：入眠障害、中途覚醒、早朝覚醒に対して。不眠症の治療や麻酔前投薬にも用いられる。

ゾルピデム：（マイスリー）：うつ病などによる不眠症や睡眠障害に対して。

ことです。そのためにはせん妄の原因を除去する必要があります。医療は直接原因と考えられる原疾患の治療を優先します。治療は医師に委ねることになりますが、それと同時に、環境を整えたり、睡眠と覚醒のリズムをつけるなどのケア的な対処が重要になることは、これまで述べてきたとおりです。

第4章　せん妄が起きてしまったら

　覚醒したら、眠ってしまわないように話しかけたり、工夫をして、昼間はできるだけ起きていてもらえるように工夫しましょう。

第5章

健康維持と生活行動支援

　せん妄の症状によって、以前できていたことが急にできなくなり、自立していた日常生活が困難になります。要介護度は一気に高まります。ここでは、生活行動支援という観点から、ケアにあたる家族や介護者に必要な心得を述べていきます。

　生活行動がうまくできない（行動の自立・自律が妨げられている）ということは、言葉では伝えられなくても、そのことに誰よりも本人が苦痛を感じているはずです。その気持ちを受けとめてあげましょう。そうした思いやりがケアの第一歩です。

1　観察の重要性

　まず強調しておきたいことは、家族など身近にいて日常生活を共にしながら介護やケアにあたっている人の観察の重要性です。すでに何度も述べられていますが、せん妄の症状は一過性で日内変動があります。症

状の出現が一過性であるか否かが診断の根拠となりますので、普段の日常生活の様子がつかめていて、それとの比較でどのように様子が変なのかをしっかり観察して客観的な情報として伝えることが、正しい診断を導くうえで大いに有用なのです。

発症してからの症状の経過観察も同様に大切です。

例えば、時間や場面について、特徴を把握することで、誘発因子に気づくことができ、ケアの方針も明確になるでしょう。かかわる人によって違った反応が見られるかもしれません。介護施設では交替制勤務なので各スタッフが観察できるのは限られた場面でしかありません。情報を共有できる体制を整える必要があります。

2 援助の基本姿勢

感覚機能の低下に対して

加齢に伴う変化や疾病による影響で視力や聴力の低下をきたすと、人とかかわる機会が少なくなり、外からの情報が遮断されて孤独を感じるようになります。ヒソヒソ話をしている姿が目に入ると誰しも不快に思い、自分のことが話されているのではないかと思えば不安にもなります。せん妄状態にある人だとなおさらです。はっきりと知覚できず、意味がわからないことで不安が増幅し、おびえてしまい、その反動で興奮することもあるので注意しましょう。

周囲の人たちには、本人に疎外感を抱かせないような配慮が求められます。かかわる際には、はっきりと視界に入るような場所に立ちましょう。やさしく声をかけて、自分が誰であるかを名乗り、決して危害を加える者ではないことを知らせます。

病院や施設では、プライバシーの保護と静養できる環境を保つために大部屋のカーテンを閉める傾向がありますが、閉鎖的な環境の中で1人で過ごす時間が多くなるのも問題です。悪い方向に考えたりしがちだか

らです。

　とくに、人の姿が見えない環境で会話する声だけが聞こえると邪推を呼ぶことになりますので、業務的な連絡事項であっても、職員同士が病室で小声で話すことは絶対にやめましょう。

　カーテン越しの声かけもよくありません。自分の姿が見えるようにして、受けとめ方や理解度を確認しながら、急がずにゆっくりと会話を進めましょう。

安心を支えるコミュニケーション

　視力の低下がある場合には、大きな文字で書いたり、色で区別したり、拡大鏡を使うなどして補いましょう。加齢による聴覚の機能的な変化として、高音域が聞こえづらくなる傾向があります。耳元で大きな声で話す場合は、できるだけ低い声でゆっくりと話しましょう。また、視線を合わせて表情豊かに会話することも有効です。

　援助者は、必要なことをこちらが「伝えたか」どうかではなく、相手に「伝わったか」どうかを確認することが大事です。コミュニケーションがうまくとれないと人は安心できません。納得・安心してもらえる対応を常に心がけましょう。

3　身体的健康の維持

　せん妄の症状は日常生活に影響を及ぼします。例えば、幻覚、妄想の症状や興奮がみられる場合は、認識力だけでなく食欲も低下させて、食事をとらなくなることもあります。水分不足や便秘にも気をつけましょう。とくに睡眠不足を来しやすいので、要注意です。それら基本的ニードが満たされないことは、症状をさらに悪化させる要因になります。せん妄状態の人に対しても、生理的ニードを満たすことが、もっとも基本的なケアの視点です。

　何度も強調してきましたが、せん妄は一過性であることが特徴ですか

ら、日常生活への影響も短期間であると認識し、あわてずに、その期間のセルフケア能力（☞36頁脚注★1）の不足状況を正しくとらえて、それを補うようにします。身体的な健康を維持するために不可欠な日常生活行動には、食事、排泄、睡眠・休息があります。

食事の援助

前述したように、せん妄症状で幻覚、妄想症状や興奮があるときは、食事の認識も低下して食欲が低下することから、食事を拒否することがあります。とくに高齢者は加齢により口渇中枢機能が低下するために、のどが渇いたと感じることが少なく、水分をとらない傾向があります。その結果、脱水や電解質の異常をきたし、症状を悪化させることになります。

1）水分の不足

水分不足の徴候として次のようなことがあげられます。

- 元気がなくなる
- 食欲がなくなる
- 口の中が乾燥している
- 舌の赤みが強い
- 舌の表面に亀裂がある
- 舌苔（ぜったい）（舌に付着する白い苔状（こけ）のもの）がみられる
- 皮膚に張りがない
- 尿量あるいは排尿回数が減少する
- 手足が冷たくなる
- 血圧が低い
- 脈拍が速い
- 体重が減っている
- 微熱が続いている

このような症状が見られたら脱水を疑い、水分補給を促しましょう。

それには高齢者の感覚機能に働きかけて、飲みたいという気持ちをもってもらう必要があります。香りや味、温かさや冷たさ、飲みやすいコップなど、本人の習慣や好みを尊重してはたらきかけることが大切です。

「飲みたくなる」タイミングを逃さないことも効果的です（普段であれば、外出後や入浴後など）。

2）食欲の低下

食事をしなければ栄養が不足して体重が減少します。疲れやすくなり、皮膚の艶や張りもなくなり、脱水症状も同時に起こります。体力の低下を防ぐためにしっかりと観察し、適切なケアが必要です。腹部膨満感（おなかの張り）の有無、義歯は合っているか、口内炎や舌の荒れがあるかなど口腔内の状態をチェックします。

心理的要素も食欲に影響します。好きな献立を用意するだけでなく、ゆっくりと食事ができる環境を整えましょう。他の人と一緒に楽しく食事をすることを好む人、1人で食事をすることを好む人と、いろいろなタイプがあります。

興奮状態にある場合は、無理に食事をすすめることは控えます。時間をおく、場所を変えてみるなど、興奮が鎮まるタイミングをとらえる工夫をしてみましょう。

本来、食事は高齢者の大切な楽しみの1つです。単なる栄養補給ではなく、食事の楽しみが奪われた状態に対する思いやりをもって接するのがケアの心です。介護者は楽しみをとどける人になれるのです。

排便・排尿の援助

1）便秘

便秘になると腹痛やお腹の張りだけでなく、肌あれ、吹出物などの症状が伴います。食欲不振や頭重の原因となっている場合もあります。また、硬い便を排出するために息んで肛門に負担がかかり、痔になりやすいのも心配です。

スムーズな排便を促すには"ウォシュレット"を使い適度に刺激すこ

とが有効です。お腹のマッサージや温めること、また、落ちついて用便できる環境も大切です。

トイレへの移動方法が難しいときはポータブルトイレを使用します。その際、腹圧をかけやすい体位がとれているかチェックしましょう。

どうしても自然排便がみられず、便が残っているような場合には医療者に連絡しましょう。看護師に適便（指を使って直腸に溜まった便を排出する方法）をしてもらうこともあります。

普段の生活で、腸蠕動を促す食物繊維を多く含む献立やヨーグルトなどの乳飲料を毎日摂ることで排便リズムを整えていることは、とても大切です。便秘はせん妄を助長する要因の1つに数えられますし、食欲低下にもつながりますので、重要な観察事項です。

2）排尿（失禁）

せん妄によって排尿困難が問題となることはないでしょう。それよりも、普段はほとんど「お漏らし」もなく正常な人が、精神的な混乱と同時に随意筋のコントロールが失われて「垂れ流し」状態に陥ることがあります。

突然の失禁に家族は驚くことでしょう。始末も大変です。「粗相した」ことを指摘して、つい叱ってしまうかもしれません。しかし、せん妄状態の人に対して、それは逆効果でしかありません。せん妄から回復すれば、自然と正常に戻るので心配ありません。やさしく接して、粗相による不潔や身体的な不快を取り除いてあげることが、結局は近道です。失禁によって水分が失われますので、むしろ水分摂取をすすめてあげましょう。

睡眠・休息の援助

一般的にせん妄は夕方から夜間にみられることが多く、そのために睡眠不足になる傾向にあります。また、不眠になると症状が悪化しますから、日中はできる限り起きておくことをすすめましょう。ベッドで横になった状態でウトウトする傾向がありますので、日中はベッドを挙上す

るとか、できたら車椅子で過ごすようにしましょう。

　太陽の光を浴びてから約12時間後にメラトニンという睡眠を促すホルモンが分泌されますので、日中は日向ぼっこをするとよいでしょう。夜間の睡眠は健康にはとても重要です。睡眠できていれば夜間せん妄は起きません。夜間眠れていないから不穏になるのです。

　睡眠に導入するには静かな音楽をかけたり、足浴をしたり、温かい飲み物を勧めることが効果的です。体を温め、気持ちをほっとさせるような環境が眠りを誘います。高齢者は慢性的な痛みを持っていることがありますので、その対策も大切です。

　夜間に不穏状態があらわれたら、まず、必要なのは安全の確保です。周囲に危険なものがあれば取り去ります。それから、見当識が正常になるようなかかわり方をすることが大事ですが、それには、不安を与えない親しい人が話しかける必要があります。信頼されないとコミュニケーションをとることができません。感覚機能（視覚や聴覚）を助けるメガネ、補聴器の使用も配慮します。

安静と活動のバランス

　手術後は一時的に安静を強いられることになりますし、心臓疾患、腎臓疾患、肝蔵疾患、脳血管疾患、呼吸器疾患などでも治療上安静が必要で、本人は動きたい気持ちがあっても動いてはいけない（活動制限）ことがあります。強いられた安静は苦痛です。それが誘発因子となってせん妄が起きたと考えられる場合には、可能な範囲で活動できるような援助が求められます。

　活動範囲を説明するときは「○○してはいけません」と制限を感じる表現で伝えるより、「○○までは動けます」というように、動いてもよい範囲を具体的に伝えるほうが理解しやすく、安心できるでしょう。

　ベッドにいても外の景色が見えたり、工夫をして（ベッドのまま、あるいは車いすでの）散歩をしたり、好みの音楽を聴いてもらったり、会話をしたりといったことで、活動制限による苦痛が軽減されます。

4 「できる力」を発揮させる援助

　生活を共にしている家族だと、せん妄の症状に驚き、戸惑うのは当然です。どうしても症状に注目しがちで、今まで自然にできていたことができなくなって、話しても聞いてくれず、拒否的だったり攻撃的になられたりすると、できないことばかりに目を奪われて、絶望的になったという話もよく聞きます。このような場合、医療に頼ることになります。

　しかし、そこで家族が、とにかくせん妄症状を抑えてほしいと「要望」することで鎮静剤の使用や身体拘束が優先されるようなことがあるとすれば、大いに問題です。

　医療者は、せん妄を起こしている患者本人の安全を最優先して治療にあたります。しかし、家族自身もケアされる必要があるということを忘れてはなりません。家族には、病気ではなく一時的に起こっているせん妄症状であり、必ず回復するという専門家の見立てを説明する必要があります。家族に対して正しい理解を与えて過剰な心配を取り去ることも医療者の重要な役割です。家族の安心は患者の安心にもつながります。

　せん妄を起こしている高齢者に対して、投薬や輸液など応急的な治療が必要な場合もありますが、もっとも重要なのは、家族や介護者、入院中であれば看護師など常に身近に接してケアにあたる人の力です。

　病気ではないのですから、医学的な治療にまかせるわけにはいきません。不安、恐怖、苦痛を和らげ、安心できる穏やかな環境を整え、生活行動を助け、無事経過するのを見守ってあげましょう。

　せん妄を起こしていると、生活機能が著しく低下した状態になります。言いかえると、以前できていたことができなくなっている状態です。できるはずのことができない、自分で自分をコントロールできないということは、とても苦痛な体験です。そうした苦痛を癒せるのはケア以外にありません。

　しかし、手助けが必要だからといって、こちらのペースで考えてむやみに手を出したり、代わりにやってあげてしまおうとすると、うまくい

かないことがあります。拒否されて、関係がこじれてしまうかもしれません。

どういうかかわり方をすればよいのかと考えることは、ケアの本質を考えることです。ここでは、どうすればいいか、具体的な提案を1つだけしておきます。

「できない部分」をみるのではなく、「できる力」に目を向けましょう。

「持っている力」を見つけて、その力を引き出すことは、その人を尊重したケアだと思います。異常を見つけることだけが観察ではありません。正常を確かめること、発揮されていない力を見つけるのも観察力です。できる力を発揮することは自信につながります。そうして無理なく自然に回復していくことを見守りましょう。「見守られている」「支持されている」という安心を感じられれば心身が安らぎ、せん妄の症状はやがて治まります。

5　低活動型せん妄を伴う人への援助

　無表情、傾眠などを伴う低活動型せん妄では、行動する意欲が乏しく、日常生活を他者に依存する傾向になります。このような場合、今までできていたことができなくなった自分を情けなく感じたり、責めたりすることもあります。

　低活動型せん妄の症状があらわれたときは、一時的な依存を受けとめ、部分的に介助しながら日常生活を支えます。長期的な依存は自立・自律を妨げる可能性がありますが、一時的な依存は、「どうしたらいいのか」「こんなときはどうするか」を模索している時期と考えます。

　自立支援は「日常生活動作を自分で行なうこと」だけではなく、「自分の意思で行動すること」（自律）も含まれています。援助者は徐々に自分の意思で行動できるように、ゆとりをもって支えていく必要があり

ます。

　この時期は安心感を与えることがもっとも重要です。けっして指示・命令的な口調にならないように注意しましょう。

　支援を受けながらも少しずつできる自分を実感していくことが大事なのです。「やってみよう」「できるかも」と思えるような提案をすることが援助者の役割です。

6　意思決定の援助

　日常生活を送るうえでは、さまざまな場面で状況を判断し、意思決定することが求められます。健康な私たちは、今までの知識や経験によって形成された価値観で意思決定をしています。しかし、せん妄状態では理解力や記憶力が低下し、ものごとを統合して理解し判断することが難しいと考えられます。

　症状が軽減し判断力が保たれているときに、意思を確かめるのも1つの方法ですが、それは必ずしも当てにはなりません。理解力や記憶力が低下しているので、後になって「そんなことは言っていない」「勝手に決めて・・・」ということが生じてくる場合があることは認識しておきましょう。言った言わないで争うことは不毛です。

　本人の気持ちに寄り添い、支持的な姿勢で傾聴することにより、自分なりに考えを整理し、意思決定ができることもあります。その時も、援助者が望ましいと思う答えを求めたり、問いただすような質問により誘導しないように注意しましょう。

　意思決定を求めるにあたってもっとも大切なことは、ゆとりをもって接することです。肝心なのは、援助者が安心して話せる聞き手になれているかどうかです。そうであれば、自分の不安な気持ちや迷いなども言えるようになります。その上でなされるのが、本当の意思決定です。

　せん妄を招いた原因が進行性の病気の場合、進行に伴って症状が悪化し、判断力も低下していくことがあります。入院患者の場合、家族や身

内の人などに判断を代行してもらう必要も生じてきます。近親者がいないときは、権利擁護のために、しかるべき人や機関に連絡して情報提供する必要も生じます。判断力と支援する内容により活用できる制度は異なりますが、成年後見人制度などの社会資源を活用することも考えておきましょう。

第6章

せん妄ケアの実際
―― 看護師による事例報告

事例●1
環境の変化（病室移動）によるせん妄

事例●2
下痢による脱水（電解質バランスの異常）が直接原因と考えられたせん妄

事例●3
複数の要因が重なり合って発症したせん妄

事例●4
疾患（脳梗塞）によるせん妄

事例●5
パーキンソン病に伴う認知障害がある人に現われた異常行動

事例●6
認知症と誤認されやすいせん妄

事例●7
強い痛みによるせん妄――入院中の幻覚・妄想体験

事例●8
終末期せん妄

事例 1

環境の変化（病室移動）によるせん妄

ICU での治療後、個室へ移動したものの落ち着かず、何度も起き上っては「おかしいな」と言ってドアノブを回す。

Aさん、65 歳、男性。銀行員。
1か月ほど前から階段を登ると胸の痛みがあった。しばらく休憩するとおさまるので、病院には受診せずに様子を見ていた。しかし、ここ2～3日、強くしめつけるような胸の痛みが頻繁に起きるため受診した。心電図検査の結果、心筋梗塞と診断され、緊急入院して心臓カテーテル治療[★1]が行なわれた。

せん妄の発症経過

入院直後

　Aさんは心筋梗塞と言われ、治療を受けることに対して「死ぬかもしれないほど重症だと聞いてびっくりしました。ここ最近、胸が痛くてあまり寝ていません。でも治してもらうためには仕方がないかな」と話した。妻は「きっと大丈夫よ」と夫に声をかけていた。

ICU で目覚めると

　カテーテル治療を受けた翌朝、AさんはICU（集中治療室）で目覚めると、尿道には管（バルーンカテーテル）が入っていて、両腕には点滴が、それに心電図のモニターコードや酸素マスクもついており、少し混

[★1] 心臓カテーテル治療
手首や足の付け根などの動脈から心臓の血管（冠動脈）の詰まっているところまでカテーテル（細い管）を入れ、血管を広げることで血液の流れをよくする治療。

乱した様子だった。

「なんですかこれ？ 仕事に行かないといけないのですけど。もう時間がない」と言って起きあがろうとするので、看護師は「ここは病院です。昨日検査をしたばかりで治療中なので、まだ起きあがれないのですよ」と声をかけたが、Aさんは「うん、それはわかっているよ。でもやらないと間に合わないのだよ」と繰り返した。

看護師は「まだ心臓が弱っているので安静が必要です。もう少し寝ていてください」と説得すると、Aさんは「仕方ない」という感じで寝ていたが、落ち着けないようで、看護師はしばしばベッドサイドに行って声をかける必要があった。夜もなかなか寝つけなかった。

ICUでの治療中

Aさんの心臓はかなり弱っている状態で、しばらくICUで治療を続けるが必要あった。

ICUでは、食事のときにはベッドを起こして座れるが、それ以外は寝たままの状態が2日間続いた。排尿や排便もベッドの上だった。

Aさんは、看護師の世話を受けなければならないことに対して「申し訳ない」という気持ちを口にされた。そして、「急に入院することになって、心臓が悪いらしいけどよくわからない。仕事に行かないといけないのだけれど」と、しきりに繰り返した。

面会に来た妻は、「お父さんわかる？ 心臓の治療はうまくいったのよ。仕事は銀行の皆さんにきちんとお願いしてあるから心配ないのよ」と、焦った感じでAさんに声をかけていた。

3日目になって、尿道の管（バルーンカテーテル）が抜かれ、点滴も1本になった。心臓はだいぶ落ちついてきて、排尿と排便時はポータブルトイレを使えるようになった。Aさんは、起きてベッドから降りられることを喜び「あー、おしっこの管がやっととれた。看護師さんに世話にならずトイレができるのはありがたいよ。本当にありがとう」と言われた。

その日の午後、一般病棟の個室へ移った。

一般病棟に移って

　一般病棟の個室は、ナースセンターに近いところにあり、室内トイレが設置されている。個室に移った後、安心したのか、うとうとしはじめた。しかし、しばらくして目を覚ますと、「昨日からここに泊っているのか？　このあいだ本を買ったのだけれど、お金を払ってこなければいけない」と言って、ベッドから起き上がって、部屋のドアノブを何度も回しては「おかしいな」と言っていた。付き添っていた妻が「入院しているから、まだ寝ていたほうがいいのよ。お金は払ってくるから心配しないで」と話してAさんをベッドに戻すと、その後はじっと天井を見つめていた。しばらくすると、「おかしいな、確かに○○さんに聞いて、この書類を作って持って行くはずだったのに」と言って、また起き出し、部屋のドアノブを回しはじめた。

　そんなことが何回か繰り返された。

　尿意を訴えたので室内トイレに連れて行くと排尿を済ませることができた。しかしその後も、いくら説明しても首をかしげ「おかしいな」と言ってはベッドから起き出して部屋のドアノブを回す夫の姿に、妻は落ち込んでしまい、「あの人は仕事一筋でしたから…。突然様子が変わってしまって、どうしたらいいかわかりません。このままおかしくなってしまったら、もう普段の暮らしに戻れないのでしょうか」と心配を募らせていた。

看護師の対応と、その後の経過

　看護師は妻に対して、病状は回復に向かっていること、このような環境の変化によって現状を認識できなくなることは、年齢にかかわらずICUにいた人にはよく見られること、一時的なものであることを説明した。また、日ごろ慣れ親しんだ家族がそばにいることが、Aさんにとってもっとも安心感につながることを話した。妻は少し安心したようだった。

　妻は、Aさんの手を握りながら「だいぶよくなってきているから大丈夫。ゆっくり休みましょう」とゆったりとした口調で声をかけていた。

睡眠導入剤

その日、睡眠量が不足しているため、まとまった眠りが必要であるという医師の判断があり、夜20時30分に睡眠導入剤を飲んでもらうように指示が出た。Aさんは薬をのんでしばらくしてから眠りについた。この夜、妻はAさんに一晩中付き添った。

夜中の3時にAさんは起きて「急がないと、今日中に届けないといけない」と言いだしたが、妻は「外は真っ暗で、もう会社はしまっていると思うわ。明るくなったら考えましょう」と穏やかに話し、トイレに付き添った。その後はまた眠りにつくことができた。

よく眠れた翌朝

次の日の夜も同様に、睡眠導入剤をのんで眠りについた。翌朝、「久しぶりによく眠れた。だいぶ体調がよくなってきた。なんだか、ここ最近は頭がボーっとしていた感じがあったけれど、今日はえらくスッキリしているよ」とAさんは笑顔で話された。その後、つじつまの合わない言動は見られなくなった。

考　察

社会的な地位もあるAさんのいつもとは違う行動は、本人にとっても大変不安であったに違いないし、付き添っていた妻も同様で戸惑われ、きつい口調でたしなめてしまうことがあったのも当然である。突然、重症であることを医師から告げられて、治療が緊急に開始された状況下、Aさんも妻も準備する時間がなかった。

看護師は、心身ともになじめない環境に急に置かれた不安を理解し、その受けとめ手となった。そのような状況では、年齢にかかわらずせん妄を起こすことはよくあることで、慣れ親しんだ家族がそばにいて温かい声をかけることが大事だという説明は、妻を安心させ、妻の安心はAさんにも伝わったと考える。家族を支えることが本人を支えることになるのである。

何度説明しても同じことを繰り返すAさんに対応するのは、とても

労力を要することである。当事者にとっては暗闇の中にいるようなものだが、一時的であると知ることで安心できれば、力もわいてくるであろう。看護師はそんな家族を労い励ます。それがとりもなおさず穏やかな環境を整えることになり、患者の回復を助ける。

　また、本事例は睡眠がいかに大切かということも教えている。せん妄状態のＡさんは明らかに睡眠が不足していた。というより、眠れていないことがせん妄発症の大きな原因となったと考えられる。睡眠導入剤によって睡眠を確保できたことがＡさんの回復を助けたことは間違いない。

事例 2

下痢による脱水（電解質バランスの異常）が直接原因と考えられたせん妄

うつ病と診断されて入院。夜間決まった時間帯に様子がおかしくなる。

Bさん、82歳、女性。70代後半まで看護師として自宅近くの医院で働いていた。

家族背景：7人きょうだいの第3子として出生。夫とは死別して独りで暮らしていたが、現在は長男夫婦と同居している。

◆うつ病で入院するまでの経過

Bさんは退職をきっかけに自宅へひきこもりがちになった。時々Bさん宅を訪れていた家族は、Bさんに以前のはきはきした様子がなく、言葉数も少なくなっていることを気にかけていた。

2年前のある日、Bさんは自宅で首つり自殺を図った。幸い命に別状はなかったが、骨折したため入院となった。骨折の治療が終了して退院する際、話し合いの結果、長男夫婦と同居することになった。

同居を始めてしばらくは精神的にも落ち着いて暮らせていた。しかし、1か月ほど前から再び気分が落ち込んでいる様子が見られ、長男夫婦は、「足腰に力が入らなくて、言動もおかしい」ので、精神科を受診させた。診察の結果、うつ病と診断されて入院となった。

入院時のセルフケア（看護アセスメント★2）

食事：普通食の自力摂取が可能。咀嚼（かみくだき）や嚥下（飲みこ

★2　看護アセスメント
患者の状態を正しくとらえ、看護として何が必要とされているかを判断すること。ここでは、セルフケア理論にもとづいてアセスメントが行なわれています（☞第2章脚註★1セルフケア能力）。

み）も問題はない。食事量は毎食半分ほどしか食べられない。

　排泄：軽い尿もれがある。おむつではなくパンツを使用しているが、失禁することはない。昼間は病棟内のトイレを使用しているが、夜間は室内に置かれたポータブルトイレを使用している。

　移動：独りで歩くことができる。骨折後、少し歩きにくさがあるので杖を使用している。「ふらつき」はないが、足どりはゆっくりで、軽いパーキンソン様の歩行が見られる。転倒したことはない。

　個人衛生：身だしなみはきちんとしている。病棟で決められた曜日に入浴。介助の必要はない。衣服が汚れた際には、自分から看護師に更衣の手伝いを依頼することができる。

　活動と休息：日中は、ほとんど自室（個室）で臥床して過ごす。ときどき病棟のフロアーに出てきて、ＴＶをみるが、短時間である。睡眠は、睡眠導入剤を服用しながら、朝までしっかり眠れている。

　孤独とつきあい：もともと多くはしゃべらない人だった。自分から他の患者さんに話しかけることはない。看護師との会話は普通に行なえる。

せん妄を疑わせる症状

　入院１か月が経った頃、Ｂさんは下痢を頻繁にするようになった。

　以前は失禁をしたことがなかったが、トイレに間に合わずに失禁してしまうこともたびたび見られるようになった。

　下痢による腹痛からか、もともと半分程度だった食事量がさらに減少して、毎食１〜２割程度しか食べなくなった。

【エピソード 1】

21：00　消灯後、自室で怒り口調で「だから言ったでしょう！」と独り言を言っている。声をかけると、誰もいない方を指して「ああ、この子のこと？」と言う。
　　　　　寝る準備を整えると就寝した。

22：30　病棟の出入り口まで来て、手で軽くドアを叩きながら、扉の外に向かって独り言を言っている。看護師が声をかけると、

「ちょっと、ちょっと、トイレ連れて行ってよ」と言うので、トイレに誘導した。

その途中、「ここは、いつしてるの？」と急に床を指して意味不明なことを言う。"トイレに行ってから寝ましょう"と促すと、「朝だっけ？ 寝るの？ どうして？」と怪訝な様子。状況を理解していない返答があったが、自室に誘導すると素直に就寝した。

4：00　看護師が巡回したとき、すでに目覚めてベッドを離れていて部屋の中で戸惑っている様子だった。声をかけると、「それが…夕食を食べてないのです。気づいたら真っ暗で…」と言う。現在の時刻は朝の4時で、夕食は食べてベッドに入ったことを説明すると、「えっ？　夜の10時じゃないの？」と話していたが、再びベッドに入って、しばらくしてから入眠した。

【エピソード 2】

21：40　ナースセンターまで来て、「ここはどうなっているの。息子がいたでしょう、そこに。私はいつ行ったらいいの？」と多弁である。看護師が質問しても、つじつまの合わない返答で、質問の答えになっていない。

トイレに行くというので付き添ったが、トイレを通り過ぎて、廊下で何かを拾う動作をして、その後は杖を使わずにスタスタと歩きだした。

4：00　困った顔で自室から出てきて、「迷子になった。どうしよう」と言う。室内に誘導すると「ここにあるの、全部あたしの荷物でしょ」と言う。ここは病院の部屋であることを伝えたが、怪訝そうな表情で看護師を見る。

エピソードのようなことは昼間はまったく見られず、様子がおかしくなるのは決まって21時〜23時、4時〜5時の時間帯であった。こういった状態が10日程続いた。

症状の回復

　Bさんは下痢が続いていたので脱水の心配があった。看護師は水分出納チェックシート★3を使用して継続的に観察していたが、危険なレベルではなかった。しかし、血液検査の結果、Bさんは電解質バランスの異常（低カリウム血症）を起こしていることがわかった。8日間点滴処置が行なわれた。

　電解質が正常値に戻り、点滴が終了する頃には下痢も治まっていた。それとともに、Bさんの精神状態も落ち着いて、以前のせん妄症状は見られなくなった。

考察──対応のポイント

　せん妄の改善には、身体的な原因（直接因子）が考えられる場合は、それをまず、取り除くことが必要である。Bさんの場合、下痢による脱水と電解質バランスの異常がせん妄を引き起こした原因であったと考えられる。

1）水分補給の重要性

　高齢者は脱水に陥りやすいことを知っていなければならない。

　Bさんの場合は高齢であり、入院時から食事量や活動量が少ないことと、自分で水分補給をしないことが観察できていた。そうであるなら、十分な水分摂取を促すことが必要であった。その結果水分出納のバランスを正しく保つことができていれば、もっと早期に改善が図れた可能性がある。

　今回のように血液データの異常から明らかになることもある。その場合は点滴による水分補給が必要になってくる。Bさんは点滴をすることによって改善した。

★3　水分出納チェックシート
　一日の水分の出入りを IN と OUT に分けて、その都度記入する。
　IN ：飲水量、食事に含まれる水分量、治療のための点滴、輸血など身体に入るもの
　OUT：尿量、出血量、汗の量など身体から排泄されるもの
　健康な人の場合、一日の合計は IN／OUT ともに 1,000〜2,000ml が平均です。

2）見守り

　Bさんのように非現実的なことを話されても、それを真っ向から否定せず、上手にコミュニケーションをとることが必要である。間違いの指摘や、無理して現実を理解させようとすることは、逆に興奮を助長する。
　看護師は本人の話を遮らずに耳を傾ける姿勢で対応した。その結果、たいていは穏やかに収まった。重要なのは安全の確保であり、危険な行動がないか見守ることである。

事例 3

複数の要因が重なり合って発症したせん妄

自分の居場所が理解できず、室内を徘徊し、衣服の着脱を繰り返す。

Cさん、78歳、男性。妻との2人暮らし。

高血圧症（入院歴はない）。60歳頃から漠然とした不安感があり、食欲不振、不眠、動悸などの症状がみられ、メンタルクリニックを受診したところ、うつ病との診断。通院治療で内服薬と精神療法を受け、不安感や抑うつ感は改善していた。しかし、周期的（特に冬季）に抑うつ症状が増強する傾向にあり、ここ数年それが強まっている。同居している妻には軽度の認知症がある。腰椎圧迫骨折のために介護が必要な状態で、ヘルパーを利用して週2回受診に通っている。買い物や食事、排泄などの妻の身の回りの世話はCさんが行なっていた。

◆入院に至る経過

昨年の12月、長女の家庭問題や、妻の体調の悪化などで心労や介護疲労が重なり、Cさんは食欲低下とともに抑うつ感が強まった。

真夜中に急に外に飛び出す、いきなり風呂場を水浸しにするなどの奇妙な行動を起こすようになった。自身を批判する内容の声（幻聴）が聞こえることもあったという。曜日や時間があいまい（失見当識）になることがあり、自分でも変だと気づいて、クリニックでそのことを話し、医師からは入院治療を勧められた。その時は、妻の介護があるので入院はできないと思い、内服薬の増量をして自宅療養を続けていたが、ケアマネージャーの介入により妻は介護認定調査で「要介護2」の判定を受け、施設入所できたので、Cさんは今年の1月下旬、休息と内服薬の調整目的で精神科閉鎖病棟に入院された。

入院時4日間続いたせん妄状態

　午後3時に入院。Cさんの表情にはほとんど変化がなく、一点をじっと見つめたままだった。問いかけに返答するが、時間や曜日、場所などの見当識については不明確だった。妻のことや娘の家庭問題の話はしっかりと話すことができた。しかし、自身の奇妙な行動については覚えていない。

　入院直後に対応した看護師に「僕は入院しなきゃだめなのかなぁ」と入院へのとまどいを口にした。入院治療の必要性については、「その必要はないけどなぁ…。母さんがいるから入院している場合じゃないよ」と理解は得られていない。

　夕食の摂取量は少なく、「食べたくないですよ」と早々に服薬し、自室のベッドに入った。

入院当日の夜

　深夜1時30分、他の女性患者からナースコールがあった。病室の前の廊下に、ズボンと下着を脱ぎ捨て下半身裸状態のCさんがいた。

　興奮した状態ではなかった。看護師が声をかけると、しばらくして「誰かがズボンを脱がせた。僕は○○に行かなきゃいけない」とつじつまの合わない応答であった。

　病室へ誘導しようとすると、「どこに連れて行く！　行かんぞ！」と怒り出し、コミュニケーションがとれない。看護師は現在いる場所、これから何を行なうのかを繰り返し簡潔に伝えた。どうにか自室へ誘導した後も、しばらく付き添うことにした。Cさんは自分の居場所が理解できていないようで、室内を徘徊しながら衣服の着脱を繰り返した。

　疲労感と焦燥感がみられるCさんの状態を当直医へ報告した。強力精神安定剤（リスペリドン液剤）1 mlの指示が出た。投与後は時間の経過とともに落ち着き、朝まで眠ることができた。

　翌日、せん妄発症時の記憶の有無を聞いたが、ほとんど覚えてはいなかった。

低栄養と脱水による電解質異常

　入院時の検査データにより低栄養、脱水による電解質の異常が認められ、点滴が開始された。

　昼間、Ｃさんは床頭台の前に座り"ぼーっ"として過ごしていた。しかし深夜になると、徘徊や衣服の着脱行為を繰り返した。このせん妄状態は入院4日目まで続いた。

　食事が徐々にとれるようになり、入院5日目までで点滴は終了した。それからは夜間の睡眠も確保されて、せん妄状態はまったく見られなくなった。

発症に関係した要因

　せん妄は、1つもしくはそれ以上の器質的な原因（直接因子）があることと、その背景にある準備因子が重なり、また誘発因子が加わることで発症の可能性が高まる。Ｃさんの場合、
　① 直接原因──抑うつ状態や疲労による食欲不振から栄養状態が悪化。水分の不足。入院前からの内服薬の増量
　② 準備因子──高齢であること。軽度の認知症の可能性もある。
　③ 誘発因子──漠然とした不安感。妻の介護で蓄積された疲労。娘の家庭問題による心労。不眠。初めての入院による環境変化
などが重なり合って発症を引き起こしたものと考えられる。

看護師の対処

1）安全の確保

　せん妄状態では自らの行動を安全に行なうことができなくなるので、まず安全の確保に気を配ることが重要な援助となる。

　Ｃさんの場合、繰り返される衣服の着脱行為や徘徊から、転倒や転落の危険性があった。異常行動が起きたときはそばに付き添って見守った。また、室内の危険物の除去、夜間の離床センサー設置などの対策をとった。

　夜トイレに起きることは危険を伴うので、就寝時は声をかけて排泄を

促すようにした。

　薬物療法の副作用の観察も、安全を守る看護師の役割である。Cさんに対しては入院前に増量した薬剤の調整が行なわれ、新たな処方が出された。処方された薬剤の効果とその副作用を観察し、副作用が出現した場合は主治医と相談し薬剤の調整を検討していった。せん妄発症時の精神安定剤投与に際しても、観察して効果を確認した。

2）安心感がもてるようなかかわり

　高齢になると新しい環境変化に適応することがむずかしく、不安や混乱を招きやすい。Cさんは入院以前から、曜日や時間、場所に対しての見当識障害がみられたので軽い認知症も疑われる。そうであればなおさらである。

　入院生活や治療への説明はゆっくりとした口調で簡潔に、繰り返し説明した。Cさんの訴えには耳を傾け、決して否定や指図するような言動にならないように注意した。また、ときに声をかけて、現実の出来事についてゆっくりと伝えた。

3）日常生活行動への援助

　食事の摂取量や飲水量を観察し、補食や飲水をこまめに促した。家族にCさんが好きなものを差し入れてもらった。また、便秘による腹部不快感がストレスや不眠の原因ともなりうるため、腹部の状態を観察し、排便コントロールに気を配った。

4）家族の協力

　家族には可能な限り面会に来てもらいたいことを伝えた。長女と連絡を密にとりCさんの状況を説明して、馴染みのある品物を持参してもらい、妻の状態をCさんに説明してもらうようにした。

第6章　せん妄ケアの実際——看護師による事例報告

事例 4

疾患（脳梗塞）によるせん妄

昼間は自分で起き上がれないのに、真夜中にベッド柵を乗り越えてしまう。

Dさん、75歳、男性。入院時診断名：脳梗塞後遺症
基礎疾患：高血圧症、腰椎椎間板ヘルニア症、前立腺肥大症
家族背景：妻と2人暮らし

◆入院までの経過

脳梗塞を発症した後から、大声で妻をののしるなどの暴言が見られるようになった。昼夜逆転し、夜中に平気で妻をたたき起こし、「腰が痛い」「体が痒い」などと訴え、妻は疲労しきっていた。

ある夜、包丁を持ち出して妻を脅す言動が見られたために、警察が介入して精神科病院に受診し、任意入院することになった。

入院時のセルフケア（看護アセスメント）

食事：普通食の自力摂取が可能。咀嚼（かみくだき）や嚥下（飲みこみ）も問題はない。しかし、食堂では食べずに自室のベッドで食事をとる。

排泄：失禁はないが、尿もれ用パンツを使用している。室内に置かれたポータブルトイレで用を足す。

移動：脳梗塞後、左半身の麻痺が生じていて、左上下肢の動きが悪い。杖を使用して歩行することは可能であるが、左足を引きずってゆっくりとしか歩けない。入院してから転倒したことはない。ベッドへの移乗は一人でできるが時間がかかる。必ず看護師を呼ぶ。自分では動こうとしない。

個人衛生：ほとんど関心がない。ベッド上で食事をとるので、食べこぼしがあって寝具が汚れていても気にせず、そのまま寝ることもしばし

ばある。入浴はときどき嫌がって拒否する。

　活動と休息：日中は自室内（個室）で臥床して過ごすことが大半である。睡眠は昼に寝て、夜は起きている昼夜逆転がみられる。

　孤独とつきあい：妻には威圧的に話す。看護師に対しては言葉数が少ない。無理難題を言ったり、怒ったり、困らせるというような言動はない。

睡眠パターンの乱れ──夜間せん妄

　Dさんは睡眠パターンの乱れがあるため、その改善のための薬剤調整目的での入院であった。

　入院当日から15日間ほどは、20時に就前薬を服用し、21時には本人希望で頓用薬を追加服用していた。しかし、睡眠パターンは不規則だった（次頁図6-2参照）。そして、夜間せん妄が見られた。

【エピソード　1】

20：50　不眠症治療剤（マイスリー）5mg 1錠を頓用で服用する。

23：00　ベッド柵を乗り越えて床に座っている。杖で壁を触りながら「これ、あんばいしなあかん」と話す。看護師が話しかけても返答はないが、しばらくすると看護師の存在に気づく。

　　　　　介助でベッドに移動して、臥床してもらう。

 1：30　再びベッドから降りてブツブツと独り言を言いながら、イライラした感じで、杖で壁を叩いている。「ここは俺の部屋じゃない。2階に行く。ここの人はどこに行った？」と話す。

　　　　　看護師と会話していると、やがて落ち着いた。しばらくして入眠する。

【エピソード　2】

21：55　不眠症治療剤（マイスリー）5mg　1錠を頓用で服用する。

 2：00　ベッドから降りて、全裸で壁の前に立っている。ブツブツと独り言を話している。

　　　　　看護師が話しかけると、「上と下とが離れている」と自分の体を指して答える。

図 6-2 ● Dさんの睡眠チェック表（入院時〜15日目）

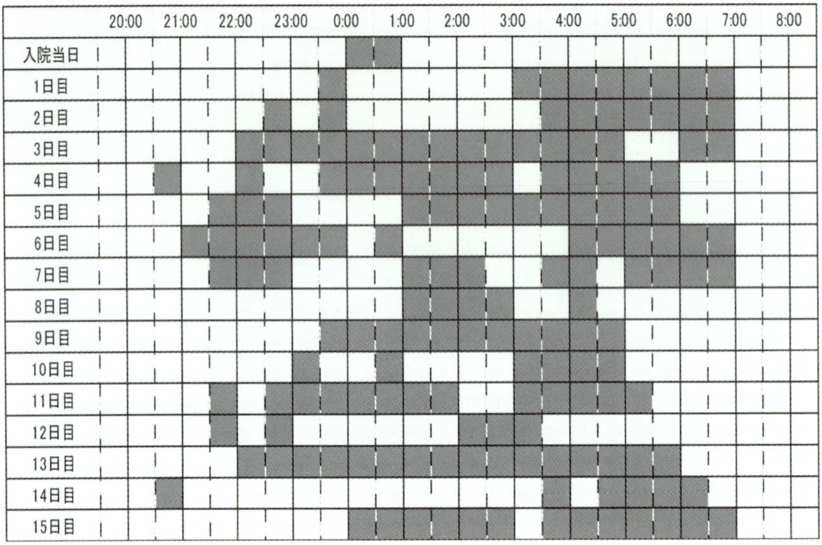

（塗りつぶしてあるところは睡眠がとれている時間）

看護師が軽く体をさすりながら"ほら、大丈夫ですよ"と声をかけると、安心した様子。

着衣を促すと応じて、介助でベッドに臥床することができた。しばらくして入眠する。

看護師の対応

Dさんは睡眠状態が不安定なことによる夜間せん妄と考えられた。以下の対応により睡眠が確保され（図6-3）、せん妄も治まった。

1）睡眠の確保

睡眠の安定を図る必要があったが、むやみに薬剤に頼るのはよくない。特に高齢者の場合、過鎮静やふらつきによる転倒の危険性が高まるので、注意が必要である。また、使用する薬剤によってはせん妄を誘発することもある。処方された薬剤の効能について把握し、投与後は継続して観察する。

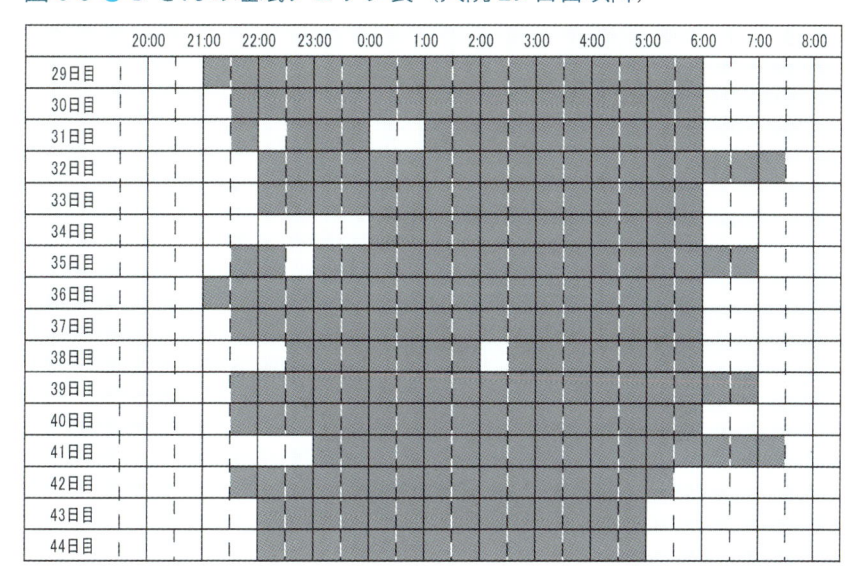

図6-3 ● Dさんの睡眠チェック表（入院29日目以降）

	20:00	21:00	22:00	23:00	0:00	1:00	2:00	3:00	4:00	5:00	6:00	7:00	8:00
29日目													
30日目													
31日目													
32日目													
33日目													
34日目													
35日目													
36日目													
37日目													
38日目													
39日目													
40日目													
41日目													
42日目													
43日目													
44日目													

（塗りつぶしてあるところは睡眠がとれている時間）

　Dさんの場合、睡眠チェック表（図6-2、6-3）を使用し、観察結果を医師に報告して薬剤調整を行なった。

　急激な薬剤の調整や追加は、前述したような危険性が伴うので慎重を要した。その結果、回復に時間はかかったが、入院1か月後には安定した睡眠がとれるようになっていた。そして、その頃にはせん妄症状も見られなくなった。

2）環境の調整

　夜間にベッド柵を乗りこえて、床に降りるという行動は、ふだん一人では動こうとしないDさんであるから、転倒や転落といった事故を招く危険性が大変高いと考えなければならない。

　一般的なベッドの高さでは外傷の危険性が高い。できれば低床ベッドの使用が望ましい。Dさんの場合は、使用していたベッドの高さをもっとも低い位置に設定した。

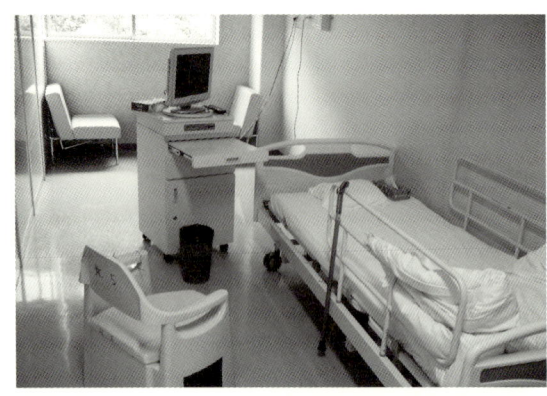

第 6 章　せん妄ケアの実際──看護師による事例報告

写真1 ●ベッド周囲
　　　　（片付ける前）

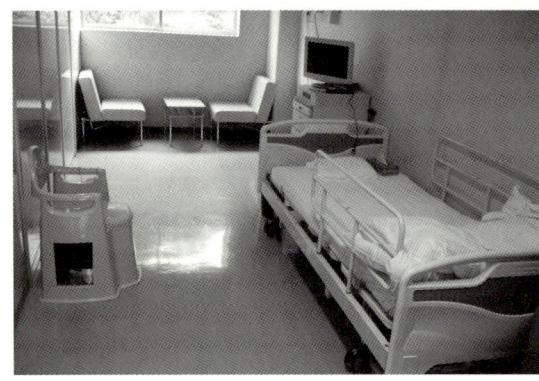

写真2 ●ベッド周囲
　　　　（片付けた後）

　ベッド周囲の環境を整えることも大切である。落ちてもけがをしないようにベッド回りにクッション用のマットを敷くという方法がとられることがあるが、その上を歩きだそうとしたときに足元が安定せず、転倒の危険もある。杖がベッド柵に立てかけられていたり、可動する床頭台が手の届く範囲にあったり、ポータブルトイレがベッドのすぐそばに置かれていたりする（写真1）ことは禁物である。夜間覚醒した際にぶつかって事故につながる恐れがある。就寝前にベッド周囲を片付けることでリスクは少なくなる（写真2）。

　夜間の照明は小さい明りをつけたままにした。そして、せん妄を起こした際には臥床して入眠するまで見守るという対応を心がけた。

事例 5

パーキンソン病に伴う認知障害がある人に現われた異常行動

明け方にはスイッチが切れたように体が強張り、動きがなくなる。夜間の行動は覚えていない。

Eさん、68歳、女性。認知症を伴うパーキンソン病
数年前にパーキンソン病の診断を受けたとき、ヒステリー反応やうつ状態も見られたが、入院はせずに自宅で過ごせた。
夫は小さな店を営んでいる。Eさんは、よくそこで手伝いをしており、人づきあいの好きな明るい人だった。

◆体調の変化
診断を受けて半年後、食欲が落ち、体を思うように動かすのも困難になった。手すりにつかまり20〜30m歩けるくらいで、長距離の歩行はできない。動こうとすると、頭がふらつき、右手が震えてしまう。車イスを使用していたが、食欲不振も手伝って体力が低下し、やがて、それすら動かすことができなくなった。
眠れないことが多くなってきた。夜中に1時間おきに起きてトイレへ行きたがり、そのつど夫を起こしていたが、ときには間に合わなくて、失禁することもあった。

◆おかしな言動が現われる
「お腹にジャガイモが入っている」「トイレから大根が伸びている」など、おかしなことを言うようになった。
何事にも神経質になりがちで、落ち着きがなく、物事を悪い方向へ考えてしまうようになった。夫はどうしていいかわからなくなって受診した。診察後、精神科病院に入院した。
夫は協力的で、ほぼ毎日面会に来ていた。

第6章　せん妄ケアの実際——看護師による事例報告

夜になると活発化する行動・・・・・・・・・・・・・・・・・・

　入院後は落ち着いて生活できていたが、半年ほど経過した頃、夜間に変化が訪れた。
　夜中の10時に、Ｅさんは戸締りして開かない洗濯室へ行き、手には洗濯物の入った袋を持って立っていた。看護師が「明日の朝なら洗濯ができますよ」と説明すると、素直に部屋へ戻った。その後はベッドに入って眠ることができた。
　次の日の午前中、入浴のため浴室へ行ったとき、同じ動作を繰り返し行なっていた。同じ日の午後、外来まで１人で行って病棟へ帰る道順がわからなくなり、受付から迎えの連絡が入った。
　それ以来このようなことが続いたため、出入り口に鍵がかかり患者は自由に外には出られない閉鎖病棟へ病棟を移ることになった。
　病棟を変わってから、夜中の行動がいっそう活発になってきた。
　動きだすのは、決まって夜８時頃からであった。昼間はほとんど話さないＥさんが、その時はしっかりとしゃべる。
　ナースセンターまで１人で歩いてきて「お腹がすいた。トマトないか？」「そこにあるでしょ」などと話す。Ｅさんとは、昼間はなかなか言葉でのコミュニケーションは取れないのに、夜勤帯の看護師とのやり取りはしっかりとしていて、話しかけに対して筋が通った返答をして、会話が成り立つのである。
　また、他の患者さんの部屋にも行って、身内や知り合いの名前を呼び、誰彼となく話しかけ、他人の荷物に触る。
　しかし、朝５時頃になると、スムーズに動いていた体が強張（こわば）りだし、動きがなくなり、話すことも困難で、プツンとスイッチが切れたような状態になってしまう。
　このことを本人に聞くと、夜間自分がした行動をまったく「覚えていない」と言う。このことは夫にも伝えた。
　その後、１泊２日で自宅に戻る機会があった。外泊から戻ってきたとき、ずっと付き添っていた夫は、「夜の11時から話しだして、12時ま

で話しつづけたので驚いた。はっきりした口調で大きな声でした」と話された。夫も昼間の面会時には見ることのない姿だったので驚いたのであろう。外泊から戻られたその夜も活発に動かれていた。

【ある夜のエピソード】
19：00　夕食を自分で食べていたが、突然立ちあがった。看護師が声をかけたが返答がなかった。
20：00　食堂にカバンを持って出てきて、「家に電話する」と言う。メモを出し、公衆電話にお金を入れて受話器を取らず話し出した。それが終わると「水割りでも飲んで眠る」と言う。「ここには置いてないなあ」と伝えると、「ビールも？」と言い、「いつも飲んでいた」とビールの商品名をあげた。また、「足もよく動く」とも話した。
　看護師が水を準備して、「冷酒ならある」とコップを差し出すと、一気に飲んで「おいしい」と言ってから自分の部屋へ戻って行った。
　健康だった頃のEさんの一部を垣間見た気がした。

回復の見込めない認知症？ それともせん妄？

　次の朝は7時に朝食を食堂でとったが、会話はなかった。午後になって3時半頃、看護師の言うことに反応して少しだけ動くことができた。夜は8時半まで食堂でテレビを観ていた。そして、野球のことを話しているようだが内容はよくわからない。支離滅裂。9時の消灯時間にナースセンターに来た。

　ズボンの上にパンツをはき、その上にズボン用のペチコートをはいていた。本人は格好が悪いとは思っていない。看護師におかしいことを指摘されると、また着替え、ベッドに入るように促されると素直に部屋へ戻った。

　その次の朝は、まったく朝食に手をつけず、体が強張っていた。看護師が食事介助をすることで全量摂取できた。その後、水分補給のゼリー

も自力では食べられなかった。夕食も手をつけようとせず、動作も鈍かったが、スプーンを手に持ってもらうと食べ始めた。8時半に就寝薬を服用後、部屋へ誘導した。しかし、ベッドからすぐに起き出して男性病室へ行き、その部屋の男性の布団を持ち出す行為があった。理由を聞くと「わからない」と答えた。自分のベッドに誘導したが、眠れないためか「お酒ないですか？」と言ってくる。「病院だからありません」と伝えるが「少しはあるやろう、ウイスキーぐらいあるやろう」「酒なら何でもいいから」などと言う。前回のように、看護師が「冷酒ならある」とコップに水を入れて渡すと、ゴクゴクと飲んで自室のベッドに戻った。しかし、9時にはまたナースステーションに来て、今度は「何か食べ物はないか」と言う。「ここには何も置いていないよ」と説明し、食べ物について少しおしゃべりをしてから、ベッドに入るよう促すと素直に誘導に応じるが、30分経つとまたやってくる、といったことが繰り返された。

翌日も、その翌日も同じようなパターンで、昼と夜の活動が逆転した状態である。現在もそれが続いている。

看護師の対応

夜間の活動は現実的な感覚を伴っていて、表情や言葉の発し方も昼間とはまったく違うので、演技かな？と思うこともある。しかし、この行動には彼女なりの意味があるのだと思う。それが何か、まだとらえられないが、危険な行動でなければ、それを制止しないで見守る対応をつづけたい。彼女が楽しんでいるのなら「こちらも楽しんでみよう」というくらいの、少し余裕をもった気持ちで。

事例 6
認知症と誤認されやすいせん妄

苦しんでいる本人に向き合い、理解しようとする姿勢から、ケアとしてやるべきこと、できることが見えてくる。

Fさん、72歳、女性。
とてもしっかり者で、老人会の会長などを務めていた。
長年連れ添った夫が他界したころから不眠を訴え始めた。息子夫婦と一緒に近所のクリニックを受診したところ、「うつ状態」との診断を受け、軽い抗うつ剤と睡眠導入剤を処方された。
処方された薬を内服すると少し眠れるようにはなったが、物忘れが多くなり、「こんなに物忘れをする私ではなかった。こんな状態ではみんなに迷惑がかかる」などと悲観的な訴えが多くなった。そして老人会の集まりにも参加しなくなった。
やがて、夜中に家を抜け出して、近所の家を訪れて「主人はこちらにお邪魔していませんか？」と尋ねたりする行動が頻繁にみられるようになった。
心配した息子がクリニックに相談し、入院治療を勧められて、精神科病院の認知症病棟に入院。医療保護入院[★4]であった。

[★4] 医療保護入院
精神保健及び精神障害者福祉に関する法律(略称「精神保健福祉法」)に定められている入院形態の1つ。本人の同意にもとづく「任意入院」以外に、精神科では4つの強制的な入院制度があります。本人に理解力が不足していたりして任意入院が不可能な場合、精神保健指定医が入院治療・保護が必要であると診断し、保護者の同意のもとに入院させるのが「医療保護入院」です。

入院時の所見

　入院時、長谷川式簡易知能スケールでは16点、頭部ＣＴ検査の所見は、軽度の前頭葉の萎縮を認めたが、年齢から考えると明らかな認知症とは診断するものではなかった。

　治療は、年齢的にも薬物療法における副作用の出現を考慮して、クリニックで処方されていた抗うつ剤は中止し、睡眠剤とアルツハイマー型認知症治療剤（塩酸ドネペジル；アリセプト）を中心に行なわれた。

　睡眠剤を変更することで徐々にまとまった睡眠量が確保され、翌朝のふらつきなどの副作用もほとんど見られなかった。日常生活行動は、多少の部屋間違いや、時間の感覚がわからなくなることはあったが、身の回りのことは看護師の声かけや見守りの下で、ほぼ自分で行なえていた。

　家族にも面会に来てもらうなどの協力を得て、入院に伴う不安の軽減に努めた。

認知症の進行が疑われた

　Ｆさんは症状が安定したまま入院生活が2か月経過し、2床室から4床室に部屋を移動した。その頃から物忘れがひどくなった。部屋がわからなくなることが目立ち、廊下を徘徊するようになった。他の患者さんに対して「ここは私のベッドです。泥棒！」と怒り、暴力的になることもあった。認知症の周辺症状[★5]と考えられた。元の2床室に部屋を戻してみても同じであった。

●負のスパイラル

　精神状態の安定を図るために、鎮静目的でごく少量の抗精神病薬と睡

★5　認知症の周辺症状
認知症に伴う脳機能低下を直接反映して、認知症では必ず出現する記憶障害や見当識障害などを認知症の「中核症状」と呼びます。それに対して、患者によって、また環境的要因によっても出たり出なかったり、さまざまな現われ方をするのが「周辺症状」です。妄想・幻覚や暴言・暴力、徘徊などはそれにあたります。最近では、症状の発生の要因に注目した表現である BPSD（Behavioral and Psychological Symptoms of Dementia；行動的・心理的症状）と呼ぶことが多い。

眠薬の変更などの調整をしたところ、ふらつきが顕著に目立つようになり、ときには身体拘束の行動制限が必要とされるようになってしまった。その後、失見当識障害が見られ、認知機能が顕著に低下し、家族や看護師との意思の疎通も困難になるほど悪化していった。

　当初は薬物の副作用と行動制限によるせん妄だろうと考えて、原因と思われる薬剤を中止した。そして、身体拘束を解除していく方向でケア計画が立てられて実行された。

　しかし、Fさんの症状は改善せず、認知機能や身体機能は悪化していく一方で、身体拘束は長期化した。

　頭部CT検査では、入院時に比べて前頭葉の萎縮が進行していた。そのため主治医は年齢的なことも考慮し「認知症の進行」を疑った。

身体拘束の解除と看護師のかかわり

　しかし、看護師は「身体拘束を解除する」という目標をあきらめずに、カンファレンス（看護チーム内での話し合い）で検討を重ねた。その結果、転倒に対する危険性も家族に十分説明したうえで、身体拘束を思いきって解除するという方針を確認し、スタッフ全員の協力を得て実行に移した。

　身体機能の改善のために、まず筋力の強化が必要であった。

　入院当初、安定した生活が送れていた2床室に戻した。そのほうがFさんには安心できる環境なのであろうと考えた。

　Fさんの生活パターンを把握して、できるだけそれを妨げないようにし、時間の感覚を持ってもらえるように、そのつど時間を伝えた。

　まとまった睡眠時間を保てる薬剤のみの使用にとどめた。自然な生活のリズムが整うことを第一に考えたのである。

　かかわる時間が多くなるにつれて、看護師はFさんが思っていることが少しずつ理解できるようになった。問いかけるとうなずいたり、発語もみられるようになり、意思疎通が図れるようにもなった。

　現在では、Fさんは認知症の中核症状と考えられる多少の物忘れや部屋間違いはあるものの、声かけや少しの介助を行なうことで、身のまわ

りのことはだいたい以前のようにできるようになり、安定した日常生活を送っている。

考　察

1）せん妄は認知症の悪化ではない

「せん妄」と「認知症」の違いは、せん妄は急激で、発症の時期が特定でき、持続性も数時間から数日であるのに対して、認知症では、発症の時期は漠然としており「そういえば、あの時からおかしなことがあったなぁ」と思い出されるように潜在性で、数か月から数年かかって顕在化すると言われている。異常の起こり方や経過を比較してみても、せん妄の場合は、おかしな言動が目立つのが夜間などの特定の時間帯に限局されることが多い。意識がしっかりしている時とは別人のようにまったく違う。症状の変化が大きく動揺するのがせん妄の特徴である。それに対して、認知症の症状は慢性的であり、年単位の進行性と言われている。

このように比較してみると明らかに違いがあるが、せん妄と認知症がよく間違われるのも事実である。それは、Fさんのように、臨床的には軽い認知症を示す患者がせん妄を合併し、一見すると認知症が悪化したようにもみえる場面が多いからである。

2）発症因子

Fさんの場合、クリニックで処方された薬を内服しはじめた頃から不可解な言動や行動が見られるようになり、物忘れや徘徊などの認知症の症状が出現していた。このときの徘徊は、薬剤によるせん妄であった可能性が大きい。そして、入院による環境の変化や薬剤調整での副作用出現から身体拘束を余儀なくされたことも、せん妄の発症を促す誘発因子となった。このような要因が重なった結果、せん妄を悪化させてしまったケースだと考えられる。

3）ケアの力

看護師は、遅ればせではあったが、せん妄の誘発因子を除去するケアの提供に努めた。それは必然的にFさんに寄り添う時間を多くとるこ

とになった。その結果、意思の疎通も改善し、Fさんの精神状態の安定をもたらしたのであった。

認知症病棟の看護師は、「認知症」とラベリングして患者さんをみてしまう傾向があることを否めない。確かにFさんの場合、入院前より物忘れや徘徊など、認知症を疑う症状が出現していて、検査所見からも「認知症が進行した」と思われてもおかしくはない。しかし、私たちは看護の視点であらゆる角度から観察し、スタッフ全員で情報を交換しながら、その患者に、いま、どのようなケアが必要なのかを考えなければならない。

薬剤や行動制限などの対症療法に頼る前に、苦しんでいる本人に向き合い理解しようとする姿勢が何よりも重要である。それを確認できたとき、私たちはケアとしてやるべきこと、また、できることが見えてきた。Fさんへのせん妄ケアをとおして、ケアの原点について考えさせられるとともに、ケアの力というものを改めて教えられた気がする。

事例 7

強い痛みによるせん妄
——入院中の幻覚・妄想体験

> せん妄ケアを見事に実践していたお嫁さん。否定せず、安心感を与え、現実認知を促す。

Gさん、78歳、女性。
60歳代後半まで働き、職場では主任をしていた。性格は几帳面、清潔好き、我慢強い、負けず嫌い。女手ひとつで子供を育てたという自負がある。一人でいることを好む。虫や蛇が嫌い。
基礎疾患：なし

◆救急外来受診、入院
Gさんは激しい腹痛を訴えて、深夜、家族に付き添われ、総合病院の救急外来を受診した。急性腸炎の診断で内科病棟に入院となる。家族が主治医より、しばらく絶食と点滴治療で様子を見るとの説明を受けた。本人は、「痛みはあるけれど、夜中に受診したときよりもましになったので、我慢はできる」と言い、「夜中に迷惑をかけてすみません」とも言っていた。また、「押入れの中の袋をもってきて欲しい（何かあった時にと思って、日頃から準備していた）」と、はっきりとした口調で家族に伝えた。

発症のきっかけ

腹膜炎の痛み

入院3日目となる深夜、Gさんは激しい痛みに襲われた。看護師が腸炎の痛みとは違うと判断し、当直の外科医に診察を依頼した。「虫垂炎が破裂して腹膜炎を起こしている」とのことであった。

看護師より家族へ「尋常ではない痛みがあって鎮痛剤が効きません。当直医の診察の結果、手術が必要です」との連絡を入れて、すぐに病院に来てもらった。当直医からは「幸い虫垂の場所が小腸の後ろに隠れているため、腹膜全体に膿が回っていないので命には別状はありません。本来、緊急手術をしなければならないが、今日（祝日）は麻酔医が不在なので、明日、手術になります。病棟も外科病棟に移ってもらうことになります」と説明された。

手術前、病棟を移動

　外科病棟の4人部屋、入口付近のベッドへ移動することになった。

　移動時、Gさんは「昨日、お腹が痛くて眠れなかった。看護師さんに言って、若い先生が診察してくれたからよかった」と、はっきりした口調で家族に話していた。また、「子供たちどうしている？」と孫を気づかう発言があり、家族が家で留守番をしていると言うと、「そう？」と納得できていないような、疑問を残したような返事だった。

　部屋を移動してから間もなく、Gさんはおかしなことを言うようになった。

幻覚と妄想

【入院3日目】

11：30　「○○○（孫の名）、来てくれた？」と聞く。家で留守番をしていると言うと、入り口を指さして「おかしいなぁ、さっきそこにいるの見たのだけど」と言う。4人くらいの男の子の集団がエレベーターに乗り込むのを見かけたので、その男の子のことを見間違えたのではないかと言うと、「そうかなぁ？」と一応は納得する。

14：00　孫が面会に来る。「やっぱり、さっきの男の子は○○○や。その服を着ていた。○○○、午前中に病院来たな」と確認する。「来ていない」と孫が答えるが、「いいや、さっき見たのは○○○や」と納得しない。表情がやや硬い。痛みに関しては何

第6章　せん妄ケアの実際——看護師による事例報告

も言わない。

16：00　明日の手術に備えて、ナースセンターの前の個室に移動。個室に入るなり、周囲の壁を見わたして「ねっ、ここの壁を見てごらん、前に入院していたのは男の子。落書きしてあるでしょう、この壁いっぱいに」と話す。看護師が何もないと言うと、「えっ、見えないの？　いたずら書きが、ここにも、ここにもある」と、なんで見えないのかと怪訝な表情。

19：00　息子に向かって、「あなた、なんでそんな汚い格好をしているの？　藁だらけになって。そんな汚い格好をして、部屋が汚れるでしょう。着替えなさい」と怒りだす。息子が「なに、変なこと言っているの。俺のどこが藁だらけなの？」と反論をすると、「藁だらけだから、藁だらけと言っている。なあ△△ちゃん、この子汚いでしょう。全然わかってない」と嫁に向かって言う。嫁は否定せずに、「そうね」と答えると安心した様子。その後も息子に対しては怒りを表わすが、嫁に対しては穏やかな口調で同意を求める。

20：00　息子は嫁に対して「間違ったことを言っているのに、なんで間違いと言わないのか。バカにしているのか？　精神科の患者に話をするような話し方をするな」と、自分の母親をバカにされたと思って怒った。その様子を見ていたGさんは、「なんで私まで、こんな藁だらけのところに寝かされなければいけないの」と怒りだし、体や布団の上の藁を払いのける動作を始めた。息子がその行動を「何をしているの。どこに藁がついている？　病院のベッドの上だろう」と怒りながら言うと、Gさんは「あなたは土間の上に直接座り込んで、ズボンも泥だらけで汚いでしょう！」と怒りの表情をむき出しにして、喧嘩になった。息子は怒って帰ってしまった。

　　　　他の家族もいったん自宅に引きあげた。

その後、Gさんは点滴を自己抜去して院内を歩き回っているところ

を発見された。看護師は家族に付き添い要請の連絡をした。

22：00　家族が到着したとき、病室に本人はおらず、点滴ルートは丁寧に巻かれ、1本は床頭台の引き出しの中、もう1本はゴミ箱の中に捨ててあった。
　　　　Gさんは裸足で病棟の廊下を歩いていた。病室に連れ戻そうとすると嫌がって抵抗する。「私、どこにいるかわからない」と言って歩き回ろうとする。
　　　　息子が「なにをしているの？　情けないだろう」と大声を出す。Gさんは「なんで？」と言うだけで視点は定まらない。嫁が「注射して、お腹の痛みを治すので部屋に戻ろうか」と言うと、素直にうなずく。この時も、息子の言うことは聞かず、嫁の言うことは素直に聞き入れた。
23：00　自己抜去を防ぐため身体拘束。点滴再開。
　　　　鎮痛薬が効き出し、しばらく寝ていたが、目を覚ました途端、布団の上を見て「△△ちゃん、電気つけて。布団の上に真っ黒になるくらいの、ゴキブリみたいな虫がいる。助けて！」と叫ぶ。嫁が布団の上の虫を払いのける動作をすると「虫、逃げた。あっ、顔のほうに飛んできた。こっちに来た」と虫が色々な方向に飛んでいる様子を言うので、それに合わせて嫁は虫を払う動作をする。すると「△△ちゃん、あんた、虫、気持ち悪くないの。強い人だね。感心する」と言う。
　　　　その後も、Dさんは虫が見えると言い、嫁が払いのける動作を30分くらい続けた。嫁が「虫、まだいる？」と聞くと、安心したように「もういなくなった」と言い、入眠した。
24：00　再び目を覚まし、小さな声で「△△ちゃん、入口のところに大蛇がいて、こっちを睨んでいる。怖い」とおびえた表情で助けを求める。嫁が入口付近のカーテンレールのところを指し、「ここ？」と聞くと、「もう少し右側」と蛇のいる方向を言う。本人の言う場所に手をもって行くと「そこ、そこ、そこにいる」

と小声で言う。嫁が蛇を追い払う動作をする。「まだいる。そこに落ちた。布団の上に落ちてきた。二匹いる。こっちにもいる」と蛇のいる場所を言う。嫁が追い払う。しばらくすると「逃げていった」と言って落ち着いた。

　嫁が、虫垂炎で入院していること、ここはH市にあるH病院の病室で、明日が手術であること、今は点滴をしていることを順を追って話すと、「そうなの。あなたは、仕事も家のことも子供のこともあるのに、付き添ってくれているの。ありがとう。もう遅いから帰って。私は寝る」と穏やかに話した。

　しばらくスースーと寝息をたてていたが、深い眠りに落ちることはなかった。少しうとうとしただけで、ほとんどの時間を「痛い、痛い」と、うなされていた。

【入院4日目】

11：00　腕の自由が利かないと怒りだした。
　　　　「腕の上に米俵をのせられた。拷問されている。早くはずして！」と怒るかと思うと、「手をはずして・・・」と泣きだす。感情の起伏が激しい。
12：00　妹が面会に来院。妹に「嫁が、私の腕に米俵を置いている。はずすように言ってくれ」と言う。妹が「お姉ちゃんが、点滴をはずさないようにしているのよ」と言うと、「あんたも、△△ちゃんに言いくるめられているの。この鬼嫁！　みなさん、助けてください。鬼嫁に拷問されています！」と叫び、手で嫁の手を引っ掻こうとした。何に対しても「はい、はい」と受け答えする嫁の対応にイライラしているようだ。
　　　　妹が気を紛らわせようと色々話しかけると、「おいなりさんの作り方は・・・」と順を追って話し始めた。昔の話を今のことのように話す。

手術までの時間、「痛い、拷問される」と言うかと思えば、穏やかに妹と昔の話をしたり、コロコロと感情の変化を見せながら過ごした。

16：00　手術終了。目が覚めたとき、看護師が「手術成功しましたよ。頑張りましたね」と声をかけると、「ありがとう。もう大丈夫」と穏やかに返事をした。

【入院5日目】

　息子や孫が面会に来ると、穏やかな口調でつじつまの合った話をしていた。

18：00　嫁を手招きして呼び寄せ、「あの男と女(看護助手を指し)、私が病人と思って、世話して欲しかったら金を出せって言ってくるのよ」と、指でお金のマークをつくり、鬼のような形相で話しだす。嫁が続きを聞くと、「私ね、入院中だから、お金がないと言ったら、あっそう、と言って出ていったの。寝ていたら引き出しを開けているし、ここは恐ろしい病院だね。今はあなたたちが来ているからニコニコしているけれど、いなかったら、お金を無心に来るのよ」と言う。

【入院6日目】

18：00　夕食後、息子に向かって、「今日、この病院でテレビの撮影があってね」と話しかける。息子に「あなた大丈夫だった？ヘリコプターで連れて行かれたでしょう」と言う。息子が「大丈夫」と言うと「そうか、それなら安心」と言って、今度は嫁だけを呼び寄せ、「あなただけに言うけれど、ここの病院、どこかのテレビ会社となんかあるみたい。看護師たちがキャーキャー言っていた。あのね、言いにくい話だけれど、あの子（息子のこと）、ここの女とできているよ。昼も女と出て行ったの」と意地悪そうな顔つきで話した。

この日、おかしな言動がみられたのはこの時だけで、他の人との間ではつじつまの合わない妄想めいた言動はなかった。

【入院7日目】

Gさんは、「いろいろな人から、おかしいことを言っていたと言われるけれど、今も変なこと言っている？」と不安気に確認をする。看護師が、何か見えたり、聞こえてきたりしますか？と聞くと、「これまでは、テレビをみるような感じで見えていた気がする。今はないけれど」と言う。今までのことを話すと、「そんな変なこと言っていた？」と大笑いした。

しかし、「蛇や虫ははっきり見えた」ということは覚えている。そして、「今でも私の部屋(自宅の自室)が藁だらけで汚いと思えて仕方がない。自分では、それが間違っていると思えない。確かめたいので家に連れて帰って」と言う。

その後

Gさんはその後、幻覚を見ることも、つじつまの合わない妄想的な言動もなく、リハビリ終了後25日目に退院した。当時のことを、「なんで、あんな風に思っていたのでしょう。でも、そう見えたし。……頭が変になっていたのかなぁ？」と言っていた。

また、その後別の病気で再入院した際、「また、あのときみたいに頭が変になったらどうしよう」と不安をもらすこともあったが、そのようなことは起こらなかった。現在は、身の回りのことも全部自分で行なえて、地域で元気に暮らしている。

考　察——対応のポイント

せん妄はさまざまな要因が絡み合って発症する。Gさんの場合を振り返ると、幻覚やおかしな言動は間違いなくせん妄によるものである。腹膜炎による強い痛みが大きな誘因となったと考えられる。

本事例で、お嫁さんがとった行動には、看護師としても大変感心させ

られた。本人の言動をはなから否定せずに、安心感を与えながら、現実認知を促すという、せん妄ケアの心得がそのとおり実践されていたからである。

　本人が望むように虫や蛇を追い払うという行動は、一見不可解かもしれないが、それが本人に安心感を与えることにつながっている。息子さんの対応と比べると、それは明らかである。看護師としては、怒ってしまった息子に対してせん妄についてよく理解してもらう必要があったと反省する。母親の突然の異常に対して、気兼ねのない家族であればなおさら、息子のように否定や怒りを本人にぶつけるといった行動に出てしまうことも考えられる。そうなればいっそう本人を混乱させてしまう。

　こういった症状は一時的なものであるということを説明し、家族自身が安心して穏やかな対応ができるように働きかけることが看護師の重要な役割である。

事例 8

終末期せん妄

叫びの下にある思いを受けとめる。

Hさん、62歳、女性。
3年前に左乳房にしこりがあることに気づき受診。乳がんと診断され、左乳房切断術を受け、その後は抗がん剤の内服治療を行なっていた。
3人の子供たちはそれぞれに独立して、現在は夫との二人暮らし。

◆緩和目的の入院
3か月前から咳嗽（せき）や背部・腰部の疼痛などの症状がみられ、骨シンチグラムの結果、肋骨や胸椎や腰椎への骨転移と肺転移が見つかった。がんであることと、肺や骨に転移していることが主治医から本人に説明された。
疼痛の強い腰椎に対して放射線治療が行なわれたが、背部や右側胸部にしめつけられるような痛みが持続した。非麻薬性鎮痛剤とオピオイド系鎮痛剤★6の内服薬を併用して疼痛コントロールが行なわれた。
最近、発熱や歩行時の息苦しさや食欲低下、疼痛の増強による不眠があり、疼痛コントロールと症状の緩和を目的に当院に入院となった。

疼痛に苦しむ中で

入院時の胸部X線写真で胸水貯留が確認され、経鼻カニューレから酸素投与が開始された。

★6　オピオイド系鎮痛剤
一部の麻薬を含む鎮痛剤。よく知られる薬剤名としてはMSコンチン、塩酸モルヒネ、オプソ、オキシコンチンなどがあります。オピオイドという言葉は分子生物学的用語で、麻薬に似た作用を持つ物質のこと。オピオイド＝麻薬ではありません。「麻薬及び向精神薬取締法」で「麻薬」に指定されている薬剤が麻薬です。

血液検査結果からも代謝異常が確認され、中心静脈カテーテルを挿入、栄養状態と代謝異常の改善治療が開始された。
　臥床による呼吸困難感もしだいに強まり、常にベットアップして過ごすことになり、日中も傾眠して過ごすことが多くなった。
　疼痛の増強時には、オピオイド系鎮痛剤を増量して対応していたが、入院10日目ころから、深夜になると看護師に「このまま眠ってしまったら、もう目が覚めないような気がする」と死への不安を訴えた。
　やがて経口摂取も困難になり、内服薬は静脈内投与に変更され、疼痛に対しては強力鎮痛剤（塩酸モルヒネ）で対応したが、「痛い、苦しい」という訴えが多くなり、睡眠も十分に得られない状態が続いた。
　「お父さん、ちゃんと会社に行ったの？」「お弁当、作ってないのに…。なんで起こしてくれないの？」など、つじつまの合わない言動が聞かれるようになった。とくに夜間帯の動揺が激しく、ナースコールを握りながら点滴ルートをハサミで切ろうとする行動もあった。
　がんの終末期せん妄であると考えられた。
　「お父さん、お父さん」と突然叫びだすようにになり、混乱の度は増していった。

セデーション

　亡くなる5日前、もうろうとした状態で浅眠していたHさんは、深夜に突然動き出し、酸素マスクを外して「もう逝かせてよ！ もういいでしょ！ 苦しい・・・」と、付き添っていた夫に感情をあらわにされた。この時は、一瞬我に返ったHさんの叫びのように聞こえた。
　最後は、疼痛の苦しみから解放するために、ご家族の了解の下にセデーション[7]が行なわれて、Hさんは亡くなられた。

---

[7] セデーション sedation
終末期にある患者の耐え難い苦痛を軽減するために行なわれる薬物による「鎮静」のことです。それによって患者は意識を失ったまま死を迎えることになります。

考察

　せん妄は入院中のがん患者の15〜30％に見られ、終末期では8割にものぼると言われている。とくに人生最後の1週間に多くみられる。終末期せん妄の発症をそれぞれの因子から考えてみる。

　Hさんの場合、高齢であること（準備因子）、複数の合併症があること、睡眠障害、動けない状態、疼痛・呼吸困難などの不快な身体症状、心理的ストレス（誘発因子）、腫瘍による身体侵襲や電解質異常、麻薬性鎮痛剤の影響（直接原因）など、せん妄を発症させる要因は幾重にも重なっていることが考えられる。

　身体の苦痛は身の置きどころのない辛さである。突然、体動が激しくなることがあるのも当然である。Hさんが初めてせん妄を発症したときも体動は激しく、ベッドからの転倒や転落の危険性、危険物による点滴ラインの切断の可能性があった。看護師は、ベッド周囲の環境整備と安全確保と平行して疼痛や呼吸困難などの苦痛に対する緩和を行なった。しかし、十分な効果が得られないまま経過した。

　意識が混濁しているせん妄患者の言動は意味不明であったり、不可解な内容であったりする。しかし、それも生きている心から発しているのである。言葉の端々に強い希望や恐れの訴えを聞き取ることができるであろう。表面的な言葉にとらわれず、心の叫びに応える対応が求められている。Hさんの叫びの中にも、疼痛や呼吸苦の増悪から死に対する不安がある一方で、家族に対する思いの表出があった。

　比較的落ち着いているとき、Hさんは元気で家庭を取り仕切っていた頃の話をされたことがあった。夫が家事についてほとんどできないだろうから、自分がこんな状態になり心配なのだと笑っていた。そんなHさんであったから、せん妄時の言動の下にある思いを想像することができた。家族にはHさんのその思いを受けとめてあげましょうと励まし、話し合いの結果、交替で可能な限りそばに付き添い、家での様子を話してもらうようにした。

現在の厳しい状態が主治医から説明された。家族は、苦痛が強い場合は薬剤を使用して鎮静することに同意された。セデーションによってHさんは安らかに息を引き取られた。看護師は、家族の悲嘆を表出できる時間を作り、ご家族の思いを受けとめた。

■編者紹介
守本とも子（もりもとともこ）

奈良学園大学教授（基礎看護学、ターミナルケア論）
大阪教育大学大学院教育学研究科健康科学専攻修士課程修了(学術修士)／研究テーマ：在宅重度重複障害児の家族における介護負担関連要因に関する研究、関西学院大学大学院博士後期課程社会福祉学専攻修了(社会福祉学博士)／研究テーマ：高齢者のQOL、早稲田大学大学院情報生産システム研究科博士後期課程研究指導終了／研究テーマ：福祉機器の開発
広島国際大学（准教授）、三重県立看護大学（准教授）、奈良県立医科大学医学部看護学科（教授）、岐阜医療科学大学（教授）を経て現職。
編著書：『新・QOLを高める専門看護・介護を考える』（共編、中央法規出版）、『介護の基本；コミュニケーション技術』『生活支援技術；介護過程』（いずれも共編、黎明書房）、『老年看護学』（編、ピラールプレス）ほか。

■執筆者
野中浩幸（のなかひろゆき）　第1章
酒井千知（さかいかずのり）　第1章
奥　百合子（おくゆりこ）　第2章、事例−1
川口ちづる（かわぐちちづる）　第3章、第4章、第5章
大谷須美子（おおたにすみこ）　事例−2・4・7
川田美和（かわだみわ）　ケース紹介−1・4・7
鎗内希美子（やりうちきみこ）　ケース紹介−2・6、事例−6
大西　恵（おおにしめぐみ）　ケース紹介−3・5
横嶋清美（よこじまきよみ）　事例−3・8
山田ゆきこ（やまだゆきこ）　事例−5
守本とも子　第3章、第4章

2014年10月3日　初版第1刷発行

高齢者のせん妄
安心をとどけるケアと介護の心得

編者　守本とも子

編集及発行者　宇津木利征

発行所　有限会社すぴか書房

〒351-0114 埼玉県和光市本町2-6 レインボープラザ602
電話 048-464-8364　FAX 048-464-8336
http://www.spica-op.jp
郵便振替口座 00180-6-500068

印刷　シナノパブリッシングプレス
製本　永瀬製本所

用紙　本文/日本製紙 b7クリーム 83.0g/㎡
　　　見返し/タント |B-11

＊本書の全部または一部を無断で複写複製することは、著作権法上での例外を除き禁じられています。複写を希望される場合は、必ずその都度事前に、発行者(所)に連絡して許諾を得てください。スキャニング、デジタル化は一切認められません。

© 2014　Printed in Japan
ISBN978-4-902630-21-3

★すぴか書房の本

自殺の看護
田中美恵子［編］

自殺と遭遇し、自殺未遂者や希死念慮を抱えた患者とかかわる看護師は、自殺の防止とともに、衝撃に曝される自身のダメージを最小に食いとめる必要がある。看護師の臨床体験と看護管理支援の事例を多数収録。　A5　232頁　2800円

暴力と攻撃への対処
精神科看護の経験と実践知
岡田　実［著］

暴力や攻撃行動への対処は精神科看護と看護師にとってどのような意味があるのだろうか。著者の自問自答から生まれた渾身の書。看護師の実践を克明に描き、非常事態への対処を看護介入技術として解明する。　A5　200頁　2600円

あるケアのかたち　病むことの怒りと悲しみ
鈴木正子［著］　平山正実（対談）

病者の苦悩と向き合う「ケア面接」という実践研究の記録。人は悲しみを悲しむことによって癒される。医療の場でなぜケアがなくてはならないものなのかを語り合う対談を付す。第4回医学哲学・倫理学会賞受賞！　A5　168頁　2400円

臨床看護面接　治癒力の共鳴をめざして
細川順子［著］

たしかな看護の記憶…看護師のこころ模様と葛藤がここまで真率に語られたことがあっただろうか。臨床での対話場面の内省をとおして看護の本質を考察する。看護師であることへの勇気を呼び覚ます、励ましの書。　A5　240頁　2500円

＊価格はいずれも本体（消費税別）

★すぴか書房の本

ケアリング プラクシス
マーガレット ニューマン 拡張する意識としての
健康の理論と看護実践・研究・教育の革新

[編著] キャロル ピカード　ドロシー ジョーンズ
[監訳] 遠藤恵美子

理論がケアリングあふれる実践を導き、探求への問いとなり、変革へと向かう理論 研究 実践の統一体をプラクシス praxis と呼ぶ。理論的であることは、すなわち実践的である。読者はニューマン理論の革命性に心躍らせるであろう。　A5　344頁　4500円

コラージュを聴く　対人援助としてのコラージュ療法
山本映子 [著]

コラージュ療法に魅かれ、導かれ、活用の場を広げてきた著者による実践の手引き。同行（どうぎょう）する援助者としてかかわった事例を紹介する。作品例を多数紹介。コラージュの魅力を伝え「感動を分かち合いたい」（著者）。　A5　160頁　2400円

本心と抵抗　自発性の精神病理
笠原敏雄 [著]

動物を超えた能力、自発性と意思をもつ人間を、機械的原因論で理解することはできない。従来説（ストレス、心的外傷、脳の病変等）では解けない心因反応の仕組みを追究。心の「病」はこうして発症する！　四六（縦組・上製）　302頁　2800円

グループ回想法実践マニュアル
梅本充子 [著]

高齢者介護予防、サクセスフルエイジング、世代間交流、健康な地域づくりのために。主催者必携。読んで楽しい事例集付。　B5　128頁　2000円

＊価格はいずれも本体（消費税別）